檸檬水，
這樣喝最正確

暢銷健康專欄作家
李鴻奇——著

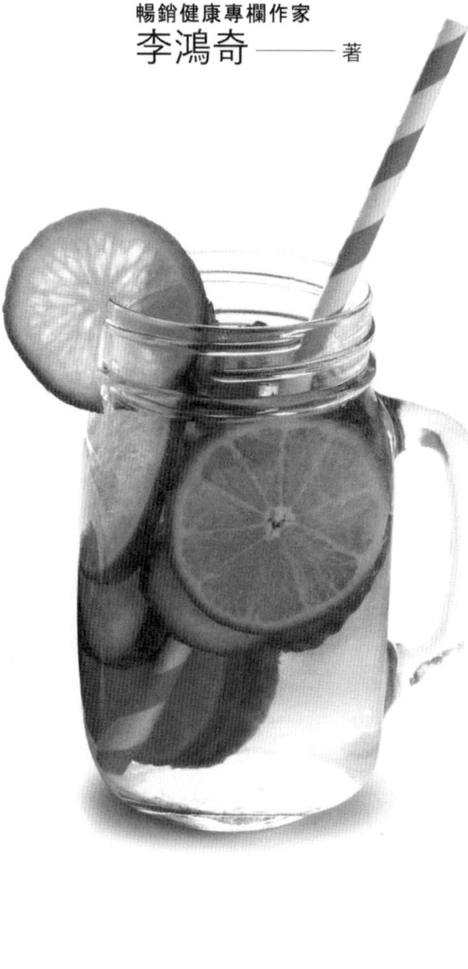

※本書原書名《檸檬酸的強效》，
經修訂補遺，現更名為《檸檬水，
這樣喝最正確》重新出版。

前言

「醫食同源」是大家耳熟能詳的一句話；意思是說，一般的食物都能夠用來治病，並非一定要服用苦澀的藥物不可。這句話說得很貼切，因為我們每個人想必都曾經在日常生活裡體驗過以下的情形，例如：「感冒時喝薑茶，疲勞時喝一杯檸檬水」、「天天一蘋果，醫生遠離我」等等。

提到「檸檬」，你對它的第一印象是什麼呢？檸檬含有多種營養素，其中最廣為人知的就是維生素C及檸檬酸。檸檬的維生素C含量高，一百公克的檸檬，含有九十毫克的維生素C，具有使皮膚美白以及消除黑斑、暗沉的作用。檸檬酸則是人體進行新陳代謝，最主要的原料，因此缺乏檸檬酸會使人精神差、身體疲勞。

檸檬所含有的檸檬酸，能使鈣易深化，並能螯合鈣，可大大提高人體對

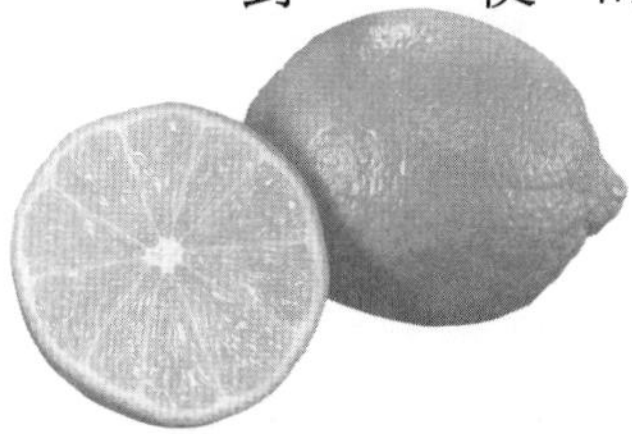

鈣的吸收率，增加人體骨密度，進而預防骨質疏鬆症。缺乏鈣質是導致骨質疏鬆症原因之一，而預防骨質疏鬆症第一步是先從改善飲食生活開始，就是常吃含維生素C豐富的檸檬、柑橘類水果。

檸檬中的檸檬酸，還有抗腸炎菌、沙門氏菌、腸道出血性大腸菌 O157等食物中毒菌效果，能減少人體內部疲勞物質乳酸產生。像是歐美等地，喝水的時候都會泡一片檸檬，或是煮菜的時候，加入檸檬汁來調味，不但可以增添美味，更可以補充營養。不妨將檸檬擠成汁，放在冰箱，口渴時加點水或紅茶當開水來喝，對身體是好處多多。

檸檬汁的取得，可以購買新鮮的檸檬來自己榨汁，也可以在市面上購買濃縮原汁。

現在，生活習慣病已經成為大眾耳熟能詳的病症，包含了糖尿病、高血壓、動脈硬化……等等，這些病症與現代人體質的變化息息相關，根源現代人的生活習慣。

西方醫學以對症療法為中心，所以不講求找出疾病根本原因，從改善體質下手。相對的，東方醫學則是以體質改善為治療之本；例如喝醋對健康有好處，就是最為明顯的例子。

不過比起醋來，檸檬水不管在口感、效果方面都勝過好多倍。同時，檸檬水也很容易製作，價錢方面又便宜。養成習慣喝檸檬水，養顏又美容，最重要的是能夠幫助身體恢復疲勞，養成健康的體質。

檸檬水不僅能夠幫助疾病迅速恢復，同時也可以滿足美容方面的需求。從今天起，不妨開始實施「檸檬水健康法」吧！

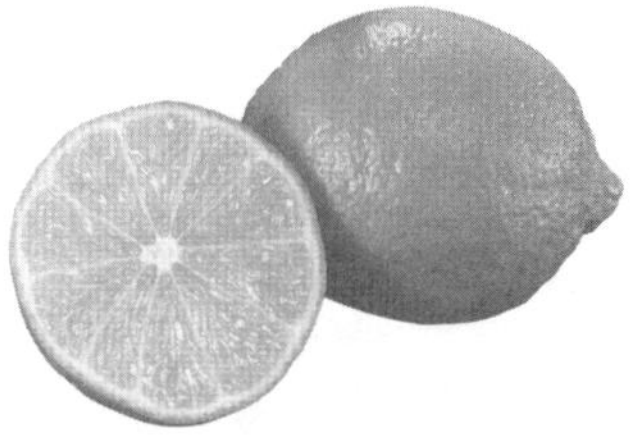

目錄

第1章 增進健康的好幫手檸檬水

第2章 檸檬水能夠改善的疾病

第3章 檸檬水的作法與飲用方式

第4章 檸檬的美白淡斑效果

第5章 檸檬水的健康、美容實例

第 1 章

增進健康的好幫手
檸檬水

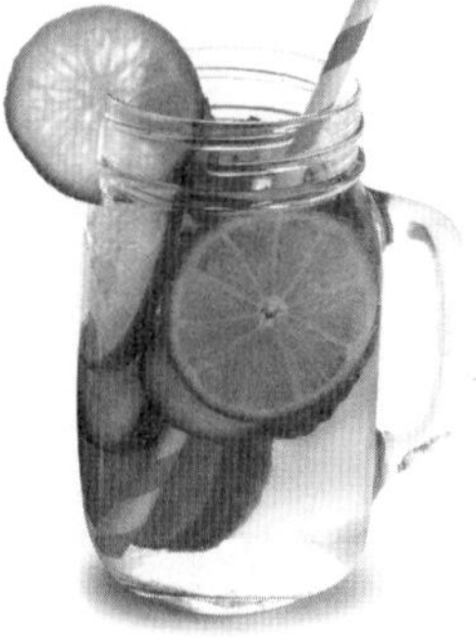

檸檬水的療效比醋更強

在所有的水果中，檸檬所含有的檸檬酸最多。可能有很多人並不知道，我們平常所攝取的食用醋也含有檸檬水，但是一百公克的食用醋只含有二毫克的檸檬酸而已，而一百公克的檸檬卻含有二公克的檸檬酸，整整有食用醋的千倍之多！

自古以來，我們的老祖宗就知道食用醋對健康很有幫助。古時的人們在炎熱的夏天吃「醋醃醬菜」、醃梅子等等，就是利用醋來增進健康，恢復疲勞，並且利用它來殺菌。

醋的療效已經獲得科學方面的證明。由此看來，我們應該積極的「吃醋」。只是，醋的酸味很強烈，一口氣喝掉一瓶醋實在有點困難。有一些平常就不敢吃酸味食物的人，更遠遠地避開醋。

但是你不必為此傷腦筋，因為有一種東西具有跟醋相同的成分，但是它所能帶來的健康效果更是遠遠地凌駕了醋，而且比醋更容易喝。它正是「檸檬水」。

檸檬水裡面的成份「檸檬酸」（citric acid）又稱為「枸櫞酸」，是一種有機弱酸，也是維生素C的來源。檸檬酸是一種水溶性營養素，存在於許多柑橘類的水果中，可用於食物和飲料中加入酸味。

在生理學中，檸檬酸是將脂肪、蛋白質和糖轉化為二氧化碳的重要代謝過程「檸檬酸循環」的主要化合物。在身體作用上，有助促進膠原蛋白的合成，幫助傷口的癒合，增加免疫力，抗氧化，幫助廢物代謝，以及消除自由基等功能。

如果我們缺乏檸檬酸，可能導致體內膠原蛋白形成不足。影響結締組織，骨樣組織等的健康，只要緊張、有壓力，便很容易造成皮下烏青、瘀

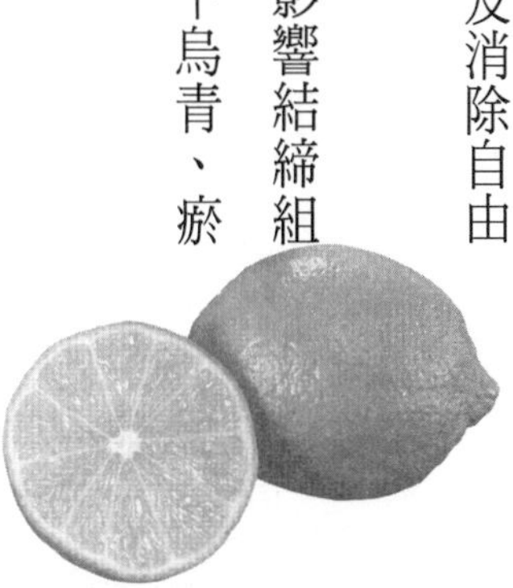

血、或牙齦出血。

酸味水果裡都含有檸檬酸，例如櫻桃、橘子、葡萄柚等的酸味，也是檸檬酸所使然。這些營養的水果都在我們的身邊，唾手可得。

檸檬汁加水稀釋，有一種很宜人的酸味，平常不敢吃太酸的人，喝檸檬水絕對不成問題。

檸檬酸的「有機酸」功能足足有醋的三倍。但是在「酸的強度」方面卻只有醋的三分之一。正因為如此，怕酸的人也可以在毫不勉強的情況下喝。

這個數值在無意中透露——喝檸檬水比喝醋，更能獲得健康方面的效果。

檸檬水提高人體的自癒力

檸檬水能夠維持人體的弱鹼性，同時，也能夠很有效的消除緊張與焦慮，使身體在毫無負擔的情況下自然治癒。

在現代社會中，人人時刻活在緊張與繁忙中，感到壓力與焦慮。每天似乎都有一大堆的工作、繁雜的人際關係、刷手機過度等等，無一不教人感到神經緊繃。

除了這些以外，還有天氣的變化，社會混亂等等，都會讓人感到緊張與焦慮。

在生活中，想要消除緊張與焦慮，可以藉由運動，或者培養一些興趣，養成運動的習慣，由於大腦會產生一種腦內啡，這是一種產生愉悅情緒的物

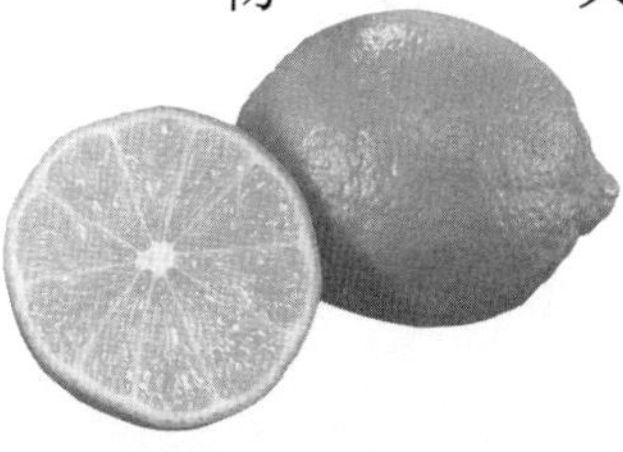

質，自然可以解除不愉快的感覺。

但是現代人平常久坐辦公桌，很少運動，又缺乏場地做運動，也沒有什麼興趣，久而久之就會成為問題。

緊張與焦慮經過長時間累積，不僅會使情緒低落，也會連帶影響到身體的自然治癒力，同時，內分泌也會受到影響而減少。由於連帶使得免疫力降低，病毒和細菌容易侵入人體。

人類以及動物一旦感到緊張焦慮，自律神經的平衡就會崩潰，以致很容易罹患疾病。心裡有煩惱的事情時很難入睡，甚至胃部會感到疼痛。這些都是由於緊張焦慮而引起自律神經錯亂的結果。

除此以外，像頭痛、肩膀痠痛、食欲不振、噁心、胃部不舒服、暈眩、失眠、耳鳴、眼睛感到疲勞、血壓的激烈變動等等，亦是由於緊張、焦慮所引起。

但是，自律神經的作用，經過調整，就算遇到緊張與焦慮的時刻，也不容易使身體的平衡產生變化，使身體的狀況保持安定。檸檬能夠整頓自律神經，使神經作用平衡。

自律神經有兩種。一種是所謂的交感神經，另外一種為副交感神經。每逢驚恐或者不安時，我們就會感到心跳加速、血壓上升；這正是交感神經的作用。身體的緊張狀態持續一段時間之後，交感神經作用降低，副交感神經接替產生作用，因而使人放鬆。

在一般情形之下，我們在白天從事各種活動時，交感神經都能夠活潑地發生作用；而到了夜晚，則由副交感神經活化，產生作用。這是人類天生的自然作息，也是大部分生物的作息，會隨著日出日落而產生變化，稱為「生理時鐘」。

在正常的情況下，交感與副交感神經會平衡地發生作用，使我們的身體保持健康。但自律神經一旦發生失衡錯亂，也就是意味著這兩種神經作用的錯亂。

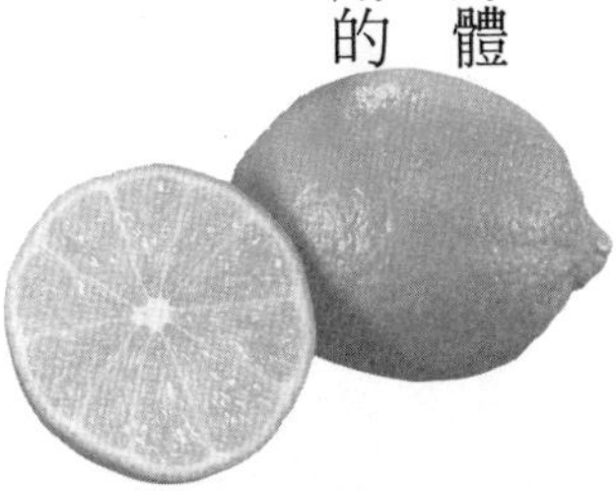

檸檬特有的酸味，能夠給味覺適度的刺激。這種刺激對緩和精神的緊張很有幫助。關於這一點，只要看看運動選手以及初登台的演員，每逢感到緊張時，就是吃檸檬或者梅子的舉動，就可發現。

人體的腎臟上面各有一對內分泌腺，稱為副腎或腎上腺。外部是「皮質」，中心部位則是「髓質」。腎上腺會分泌許多荷爾蒙（又稱激素），影響許多人體的內分泌作用。例如腎上腺皮質素會使血糖、血壓升高，讓身體能夠應付壓力及緊急狀況，因此腎上腺皮質素又被稱為「壓力荷爾蒙」。

人類為何會產生壓力荷爾蒙，很可能是因為古代人類遭到猛獸攻擊，命在旦夕之際，能夠藉由壓力荷爾蒙的作用，使血壓升高、心跳加速、呼吸急速、刺激胰島素分泌血糖讓肌肉有力，同時腦內也分泌多巴胺讓身體提高警覺、充滿能量以作為準備戰鬥之用。

然而，現代人已經不再會遭受猛獸攻擊，生活中的壓力來源，來自於工作、家庭等，屬於長期、慢性的壓力。但人體面對這種壓力，沒有辦法辨別差異，因此依然會產生壓力荷爾蒙，使人由於壓力而開始大吃大喝。這就是一般所說的「壓力肥胖」。

如果壓力一直不減，身體逐漸習慣承受壓力，體內含有較高的壓力荷爾蒙，會造成抗壓的DHEA、血清素分泌減少，就會漸漸變得情緒不穩、焦慮、發胖、不能專心，記憶力減弱、失眠、失去性慾，增加心血管疾病風險，更損害大腦細胞、造成記憶力喪失、憂鬱，甚至猝死。

檸檬富含檸檬酸，能夠刺激體內的細胞，分泌腎上腺皮質素，使人充滿活力，疲倦時不妨吃一點檸檬，疲累的身體就會覺得好多了，尤其是因為肌肉過度疲勞而引起的心神不寧，檸檬也是最好的安定劑。

千萬別累積緊張與焦慮，因為不止身體會被拖垮，還會引起嚴重的身心症狀。

如果你實在太忙碌，無暇運動或者培養一、兩種興趣，那就不妨每天養成習慣，喝檸檬水。

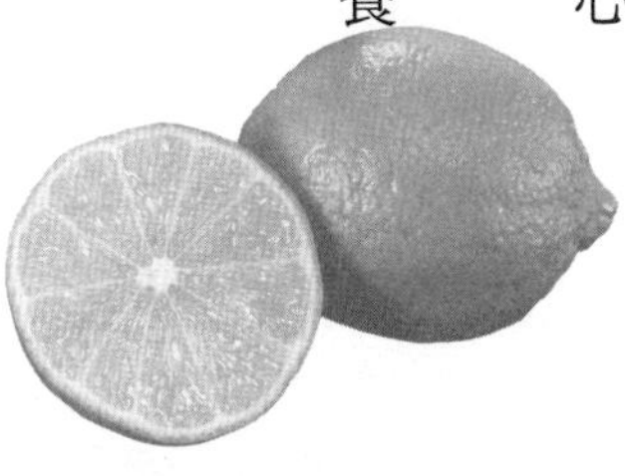

檸檬水促進性荷爾蒙的分泌

性荷爾蒙就是所謂「男性氣概」以及「女性溫婉」的來源。所有的人都具備性荷爾蒙。不過提到性荷爾蒙，有些人會有錯誤的想法，認為所謂的「性荷爾蒙」只是跟女性懷孕生產有關聯。事實上並非如此，性荷爾蒙有三種：雌激素、睪固酮（又稱雄激素）、黃體激素，因此除了女性，男性也有雌激素，只是比較少。

性荷爾蒙的作用就像是滋補劑，二十歲到四十歲是女性荷爾蒙分泌最充足，也最穩定的時期，而四十歲之後則開始走下坡，到了更年期更以溜滑梯的速度下滑。

例如，雌激素會使頭髮生長濃密。像女性懷孕期間，身上的毛髮會生長得比較茂密，而生產完則會因為雌激素降低，而普遍落髮，不過幾個月後身體就會恢復正常。

而男性的鬍鬚以及體毛、腿毛較多而粗，則是受到雄激素的影響。但雄性激素太多，在男性容易造成禿頭，女性則大多是頭髮較稀疏。

雌激素主要由卵巢分泌，少量由肝、腎上腺皮質、乳房、男性的睪丸分泌。雄激素主要由睪丸分泌，腎上腺分泌很少量。

腎上腺分成表面的「皮質」、裡面的「髓質」兩個部份，髓質分泌腎上腺素和正腎上腺素，在遇到壓力時會分泌，刺激交感神經作用，讓我們能夠面對緊急狀況。

皮質部分會分泌三種荷爾蒙，包括少量雄性素、醛固酮以及腎上腺皮質素。前面提過，腎上腺皮質素能夠在遇到壓力的時候，提升血糖、血壓，提供足夠能量來對抗壓力，還有促進脂肪、蛋白質的代謝以及抗發炎作用。

女性到了更年期以後，卵巢就不會再分泌雌激素，換句話說，只有腎上

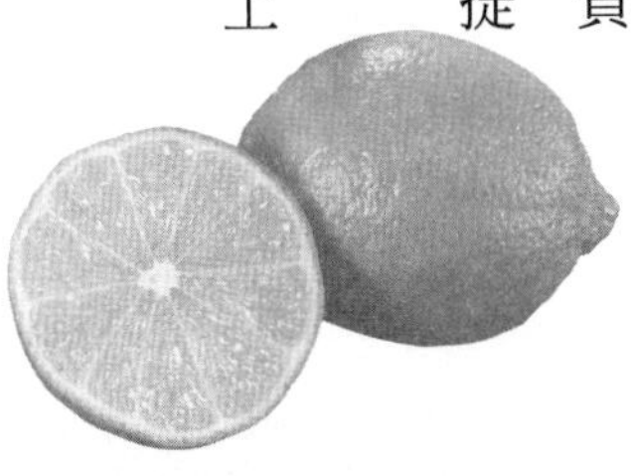

腺皮質能夠分泌少量的雌激素。

雌激素不足，會引起一些症狀，最為大眾所知的是更年期障礙，再來就是骨質疏鬆症。

更年期障礙多發生於女性停經以後，約45至55歲之間，自律神經失調而產生種種症狀。除了熱潮紅、盜汗、情緒不佳、失眠等「停經症候群」，更重要的是骨頭和心臟血管失去雌激素的保護，導致骨質大量快速流失以及心血管疾病風險增加。

骨質疏鬆症，是指骨量減少，以致骨骼變成中空的狀態。

男性的性腺功能也是會隨著年齡漸漸衰退，但是不同於雌激素的快速消失，睪固酮不會完全消失，只是減少，因此造成的症狀也較輕微。男性到了八十歲前後，才會發生骨質疏鬆，但是女性在停經後罹患骨質疏鬆的情形就會增高。如果罹患骨質疏鬆症，不小心跌倒就可能折斷骨頭，變成長期臥病在床。

骨質疏鬆症及鈣質不足，與女性荷爾蒙分泌的減少有密切的關聯。除此以外，運動不足也是原因之一。

雌激素分泌減少的人，不妨多喝一些檸檬水，因為，檸檬酸可以幫助身體製造性荷爾蒙。

尤其是到了停經以後，卵巢功能停止，只有腎上腺皮脂會分泌雌激素，正因為如此，更應該多喝有助於腎上腺功能的檸檬水。

如果婦女到了停經前後，不妨多喝一些檸檬水，可紓解月經不順、經痛等症狀。

喝檸檬水也有助於雄激素的正常分泌，所以男性也需要攝取檸檬水。我們的身體需要男性與女性荷爾蒙，保持這兩種荷爾蒙的平衡非常重要。

性荷爾蒙的分泌正常，不管到了多大年紀，男人仍然可保持雄赳赳的狀態，而女性也可以保持溫婉柔美的狀態。

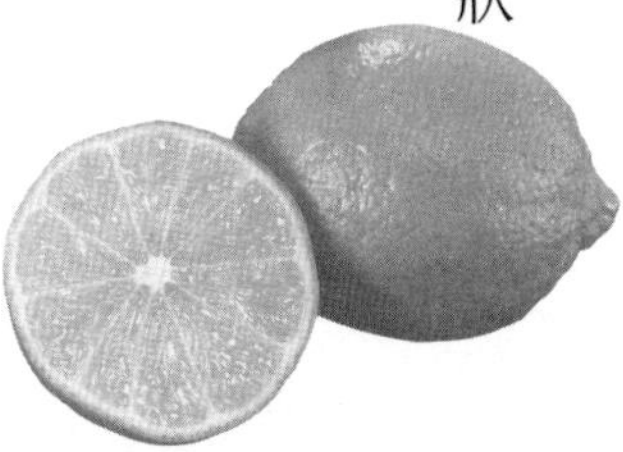

弱鹼性使身體保持健康

在健康的狀態下，我們的身體呈現弱鹼性，也就是說，我們的血液酸鹼值（pH值）為7.4。在這種弱鹼性的狀態下，體內會進行各種生化代謝作用。不過，如果身體健康狀況不良，或者感染疾病，就會傾向於酸性。

人體血液雖是弱鹼性，但不同的部位各有各的酸鹼值，例如胃酸的pH值約為2.0，小腸的pH值在4.0到7.0，大腸的pH值在4.0到7.0，唾液pH值是6.5到7.5之間。

健康人正常血液的酸鹼值7.45，屬弱鹼性。血液pH值若低於7.35，即為「酸中毒」，代表身體調節功能出了問題，如腎臟疾病等患者。反之，如果血液的pH值高於7.45，則是「鹼中毒」。身體有許多調節酸鹼的系統，當身體酸鹼平衡改變時，血液、腎臟及呼吸系統就進行調整，讓身體處於酸鹼平衡的狀態。

食物是酸性還是鹼性，並不是以味道來區分的。食物基本上分為五大類要素：蛋白質、脂肪、碳水化合物（俗稱醣類）、維生素、礦物質。其中礦物質與食物的酸鹼性有密切關係，鉀、鈉、鈣、鎂、鐵、磷、氯、硫，前五種礦物質進入人體，會呈現鹼性，因此在營養醫學上，食物的酸鹼度是根據食物所含有的礦物質而定。

依照這樣的分類，經過營養醫學的檢測，大部份動物性食物，屬於酸性食物。如魚、肉、貝類，由於含有豐富蛋白質，大量的磷、硫會呈酸性。而大部份穀類、油脂多的堅果類等的食物，也屬於酸性食物。鹼性食物包括蔬菜類、水果類、海藻類、豆類。所以我們可以簡單地分類，低熱量的植物性食物，大多屬於鹼性食品。

人體原本就有自然的酸鹼調節機制，因此不會吃酸就變酸，吃鹼就變

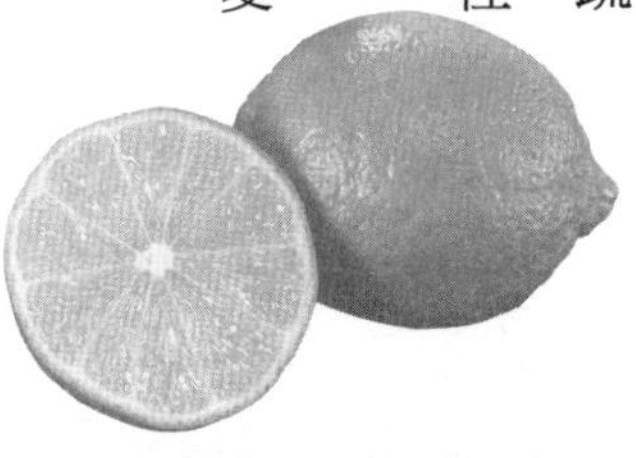

鹼。但是如果攝取太多酸性食物，或是長期偏重吃過酸的食物，營養攝取不均衡，長期下來會對健康造成影響，會導致肝臟、心臟血管、腎臟、脾臟、胰臟的工作負擔增加，久而久之，衍生各種疾病。

我們的身體本來就有所謂的自然治癒力，有病痛時可以自然恢復。但是由於身體經常過度工作，自然治癒力就會變得很弱。

酸性體質的人因為健康狀態不好，早晨很難以起床。同時也會被嚴重的便秘所困擾，容易感到腰痠背痛，時常會不小心感冒，也很容易感到疲勞。

有上述症狀的人，體質很可能已經偏酸性。尤其是嚴重偏食的人，更容易偏酸性體質，必須要特別的注意。

如果想把酸性體質導向弱鹼性，那就必須少吃酸性食品，而積極攝取鹼性食物。酸性食物以肉類為主，所以別吃太多，吃的時候要注意均衡飲食，因此也要多吃鹼性食物，也就是蔬果類。

酸鹼性食物的區分，並不是我們舌頭品嚐的味道，味覺的酸味或澀味。

用石蕊試紙，測試食物的水溶液，變藍為鹼性，變紅為酸性。其實前面解釋過，食物的酸鹼性，是以營養學的角度來解釋，食物中所含礦物質的種類及含量，會影響所謂食物的酸鹼性，蔬果類大多為鹼性食物。

檸檬水吃起來很酸，用石蕊試紙也是呈酸性，但是將檸檬燃燒以後，剩下來的灰分裡面所含有的礦物質，經過溶解在水裡，會呈現弱鹼性。所以我們的身體一旦吸收了檸檬水的營養成份，有助於調整酸性，保持身體的弱鹼性。

人們為了生存，必須從食物中攝取碳水化合物，然後再分解為葡萄糖，才能進行各種新陳代謝作用。而葡萄糖在細胞中代謝之後，會被分解為二氧化碳與水，在這個階段，如果沒有完全地分解，會產生乳酸，堆積在身體裡面，於是身體會覺得疲勞，久而久之也造成酸性體質。

所以不妨攝取能夠幫助葡萄糖燃燒的食物，以加速身體清除乳酸。檸檬水就能夠幫助葡萄糖的燃燒。

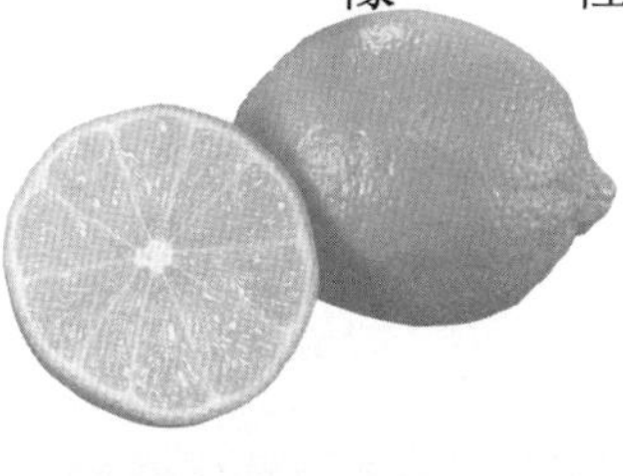

檸檬水可以消除使體內傾向於酸性的成分，使身體恢復到健康的狀態。遇到身體狀況不理想，或者罹患某種疾病時，最好多攝取一些檸檬水。

一個人罹患疾病時，身體必定已經傾向於酸性。不過，只要多攝取一些檸檬水，就可以使體液恢復到弱鹼性。尤其是感冒、胃腸狀況不良，或者疲勞一直無法改善時，與其服用藥物，不如多攝取一些「檸檬水」。一般的藥物都有副作用，但是檸檬水卻完全沒有副作用。

進入體內的檸檬水會變成鹼性，所以能夠淨化血液，讓血液循環順暢，對健康很有幫助。

最後補充常見食物的酸鹼性：

強酸性食品：蛋黃、起司、砂糖做的餅乾點心，柿子、烏魚子、柴魚等。

中酸性食品：火腿、培根、雞肉、鮪魚、豬肉、鰻魚、牛肉、麵包、小麥、奶油、馬肉等。

弱酸性食品：白米、落花生、啤酒、酒、炸豆腐、海苔、文蛤、章魚、泥鰍。

弱鹼性食品：紅豆、蘿蔔、蘋果、甘藍菜、洋蔥、豆腐等。

中鹼性食品：蘿蔔乾、大豆、紅蘿蔔、蕃茄、香蕉、橘子、南瓜、草莓蛋白、梅乾、檸檬、菠菜等。

強鹼性食品：葡萄、茶葉、葡萄酒、海帶芽、海帶等。尤其是天然綠藻富含葉綠素，是不錯的鹼性健康食品，而茶類不宜過量，最佳飲用時間為早上。

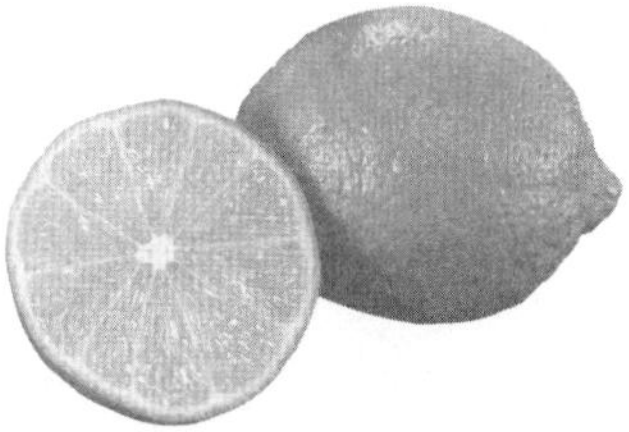

檸檬水的健胃作用

有不少感覺到胃部機能不良的人，絕大部分是由於胃液的分泌減少所引起。一旦胃液的分泌不足，當然會引起消化不良，肚子悶悶脹脹的，讓人感到渾身都不舒服。

食物進入胃，胃腺會分泌胃液來消化食物。食物與胃液混合之後，變成食物團，溫度與體溫大約相同，再由胃酸混和，進行消化與殺菌。胃液分泌少的人，食物的殺菌不能徹底，所以很容易引起腹瀉的症狀。

但是，有不少胃腸機能不好的人都迷信「酸對胃很不利」這種說法，因此不敢吃酸和醋。事實上，檸檬水不僅能夠加強胃液對食物進行殺菌的工作，又能夠刺激胃腺，促進胃液的分泌。

維生素類必須到小腸才被消化，如此才能有效吸收與利用，而檸檬水能夠保護進入胃裡的維生素類，使它們不至於被破壞。尤其是維生素B1與維生素C最忌鹼性，所以在到達小腸以前，必須防止遭受到破壞。

胃液少，不但對維生素類很不利，也會影響到人體吸收鐵。但是只要攝取檸檬水，鐵就能夠被充分吸收利用，亦可以防止貧血。

胃液的分泌量也跟鈣質的吸收有關。在以往，很多人都認為酸會排泄鈣質，所以對於骨骼與牙齒有害。一直到最近才知道，那是一種錯誤的想法。

鈣質必須在胃中被消化以後，才會被十二指腸以及小腸上部所吸收。不過，吸收必須在鈣質被消化時進行。如果胃液過少，不可能充分的被消化，所以人體將無法吸收，最後隨著糞便被排泄到體外。

檸檬水能夠幫助胃中的鈣質消化，使腸壁很容易吸收鈣質，所以能夠預防骨質疏鬆症。

反過來說，胃酸過多的人又該怎麼辦呢？

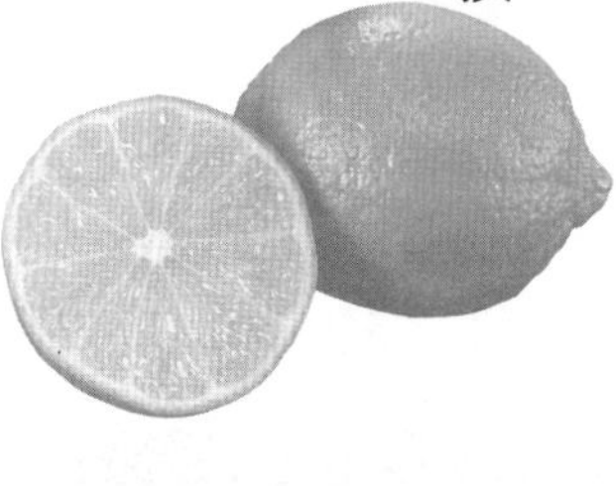

不喜歡吃酸味的人，其中有不少人的胃部時常感到不舒服，而且又有不少人誤認為醋之類的酸東西對胃很不利；其實，這是一種天大的誤解。

胃部感到不舒服的原因之一，在於胃酸過多。

胃酸過多的人，通常在飯後兩、三個小時，胃的周邊會產生一種不快感，並且時時打嗝，這是胃液的酸分泌過多所使然。

尤其是在多吃油炸物、含脂肪多的食物之後，更會發生打嗝、胃痛、胃部不舒服的症狀。甚至多喝酒、多吃辛辣食物，精神感到緊張、焦慮時，亦會產生此種症狀。

然而，並非只有胃酸過多症狀會招致胃部悶熱、不舒服而已。例如開刀切掉胃部之後，亦會讓人感到胃部悶熱、不舒服，甚至胃液的酸度太低，也會叫人感到胸部悶熱。有些人在大量飲水之後，也會引起胃部悶熱的症狀。這種情形稱為胃灼熱，有時甚至連喉嚨也有這種感覺。

正因為如此，並非只控制酸就能夠治好胃灼熱。胃灼熱的原因，除了胃酸過多以外，食道炎、胃炎也是原因之一。有時也來自疲勞，以及過度的緊張與焦慮。所以除了保養胃部，還必須盡量的消除精神方面的緊張焦慮。

而檸檬水就是消除緊張、焦慮以及疲勞的最好天然特效藥。不過，慢性胃部不舒服的人，剛開始最好在飯後少量飲用。

即使被醫生診斷為胃潰瘍以及十二指腸潰瘍，仍然有不少人在飲用檸檬水以後，身體的狀況獲得了改善，胃灼熱、胃痛等狀況，也獲得了很大的改善。

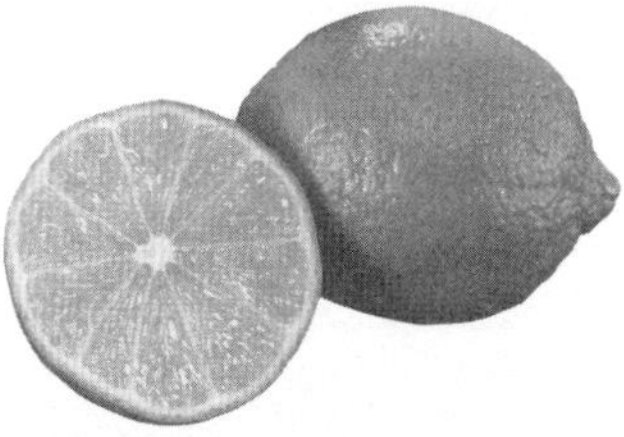

檸檬水舒解過度疲勞

長時間工作或者讀書，都會感到疲勞。在一陣運動過後，也會產生疲勞感。所謂的「疲勞」，都是在過度的驅使體力後所產生的，不僅有身體的疲勞，還有眼睛的疲勞以及內臟的疲勞。

疲勞有很多種，有渾身都感到疲倦的「全身疲勞」、「肌肉疲勞」，以及來自腦部與神經的「精神疲勞」。

疲勞依照發生的時間，又可分成「急性疲勞」與「慢性疲勞」。

「急性疲勞」是在運動中或者運動後發生的，主要是由於肌肉裡面會堆積乳酸，乳酸會帶給肌肉脹痛感。但是這種疲勞只要充分的睡一夜，或者一連幾天不再做激烈運動以後，都可以消除。

反過來說，不管休息多長的時間仍然無法恢復的疲勞，稱為「慢性疲勞」。這是由於最初的疲勞未恢復時，再累積下一個疲勞所使然。大致上說來，連續半年以上的疲勞感，皆可以稱為慢性疲勞。

一般說來，慢性疲勞必須由專科醫師治療，而一般的急性疲勞則可以自己處理。

大家都知道疲勞來自人體內所謂「乳酸」的物質。那麼，疲勞物質的乳酸如何在體內發生呢？

我們日常活動所必要的能源——葡萄糖，來自食物，食物中消化變成葡萄糖的東西，乃是米飯、麵包類、糕餅類等所含有的碳水化合物。碳水化合物又稱為醣類。

碳水化合物在嘴裡經過咀嚼，與唾液混合，通過胃部，被送到十二指腸，再與來自胰臟所分泌的澱粉酶混合，分解為麥芽糖與葡萄糖。

人體的能量來源，來自燃燒葡萄糖，葡萄糖經過會產生乳酸與能量，最

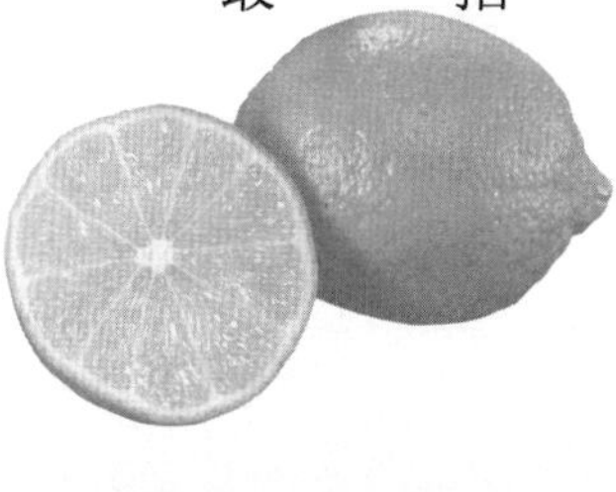

後會變成二氧化碳排出體外。

乳酸就是使人感到疲勞的物質。

人體產生乳酸，會自然分解，原本不是問題，但如果沒有快速分解，或是殘留於體內，就會使人感到疲勞。

乳酸主要是堆積在肌肉組織中。如果堆積在肩膀就會引起肩膀痠痛，堆積在腰部就會引起腰痛。

一般的運動，可分成「有氧運動」與「無氧運動」。

在運動的時候，身體有兩種系統，可以產生運動所需要的能量，分別為「無氧系統」和「有氧系統」，這兩種系統都會燃燒醣類。

當運動的能量補給，心臟還來得及補充氧氣給血液，將氧氣運送到肌肉，這時主要是有氧系統作用。在做這種運動的時候，呼吸會變得比較急促，身體會燃燒儲存的葡萄糖來提供能量。

運動時，主要能源的消耗次序是：肌肉中的肝醣↓血液中的葡萄糖↓肝臟中的肝醣↓血液中的中性脂肪。所以，當飯後血糖值還很高時，肌肉自然會以血液中的葡萄糖作為主要的燃料。

但是如果氧氣不夠了，就會進入無氧系統，這時在無氧的狀態下，人體會把肝醣或葡萄糖，分解成焦葡萄酸，再轉變成乳酸。乳酸會堆積在肌肉裡，使肌肉痠痛。

快速爆發、在一分鐘以內的運動，可說是無氧運動，如短程賽跑、游泳。速度不快、力道不強、時間拉長的運動，大部份是有氧運動，如馬拉松。

無氧系統和有氧系統都會燃燒醣類，但是有氧系統才會大量燃燒脂肪。因為分解脂肪需要大量氧氣，而且脂肪分子不容易分解，身體需要大約持運動20分鐘，才會啟動有氧運動，燃燒脂肪。

堆積在肌肉組織的乳酸，就是運動以後疲勞感的來源。喝下檸檬水，可以促進乳酸分解，使堆積的乳酸很快消失。

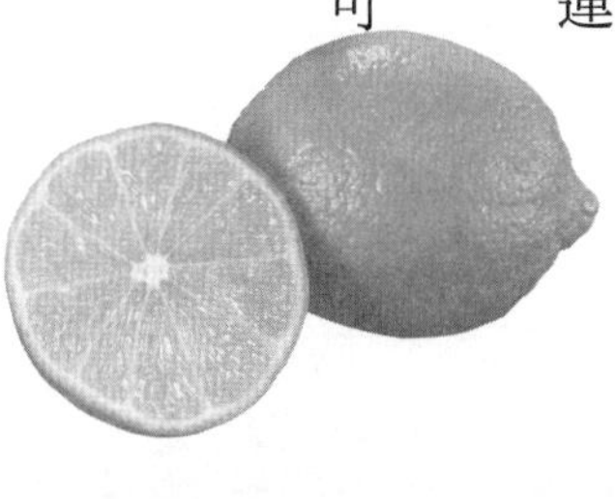

換句話說，不管如何嚴重的疲勞感，只要攝取檸檬水，都可以幫助消除疲勞。

乳酸會使血液轉為酸性，長期出現酸性體質，容易使人罹患疾病。乳酸堆積在體內，肌肉就會變硬變痛。當我們累積疲勞時，排出的尿會變得混濁，這正是乳酸所使然。

為了快速的消除堆積在體內的乳酸，除了積極的攝取檸檬水以外，同時也必須使血液循環轉為良好。唯有如此，才能夠更迅速的使老舊廢物排泄到體外。

例如在沐浴後，趁著身體暖和，按摩手腳等部位，也可以使血液循環良好。

檸檬水治好頑固的肩膀痠痛

被肩膀痠痛所折磨的人相當多。肩膀痠痛的一般症狀是——頭部、肩膀到手腕感覺到痠痛、痲痺、僵硬。長時間的坐著做事、打電腦等作業，最容易感到肩膀痠痛。

如果在不治療之下，每天仍然重複相同工作，肩膀痠痛就會逐漸惡化，治療起來就更不容易。長時間採取相同姿勢，肩膀為何會感覺到痠痛呢？在正常的姿勢之下的肌肉，由於血流很順暢，所以氧氣與營養素會充分的來到肌肉，因此可保持適度的彈性。

但是長時間保持相同的姿勢，或者過度驅使特定部位的肌肉時，由於肌肉會增加負荷，所以血液不能順暢的流通。結果氧氣不能充分的到達肌肉，

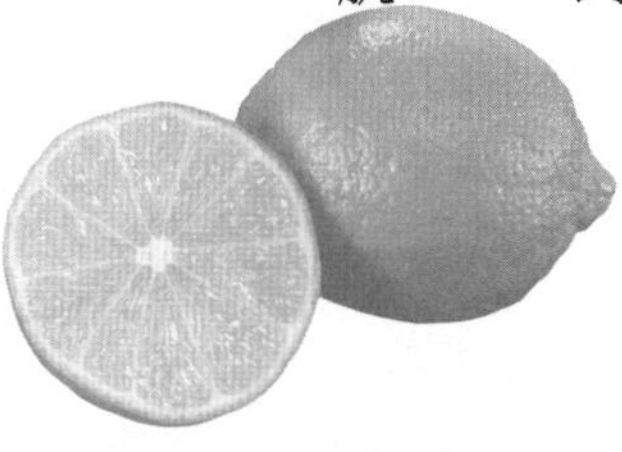

變成淤血的狀態而失去彈性，使乳酸累積而叫人感到疲倦，這也就是肩膀痠痛的症狀。

為了減輕肩膀痠痛的症狀，必須做適度的運動，使血液循環暢通，以便使僵硬的肌肉再度恢復柔軟。

不過，已經慢性化的肩膀痠痛，最好以飲用檸檬水的方式治療，效果非常的快速。

檸檬水不僅能夠消除疲勞物質的乳酸，同時對緩和緊張、焦慮以及自律神經的錯亂也有很大的效果。

除此以外，檸檬水亦能夠清血，使血液循環良好；所以能夠治好肩膀痠痛，乃是想當然爾之事。

想改善肩膀痠痛，不妨在勞心勞力之前喝一些檸檬水，到工作完結時再喝一些，如此就可以達到很明顯的效果。

不過，像狹心症、膽囊問題等內臟的疾病，以心臟病、肺結核等疾病為原因的肩膀痠痛，喝檸檬水可能沒有效果，還是需要去看專科醫師。

但是，長時期累積而未醫治的肩膀痠痛，縱然飲用檸檬水，也必須耗費比較長的時間才能夠收效，所以必須耐心的飲用下去。

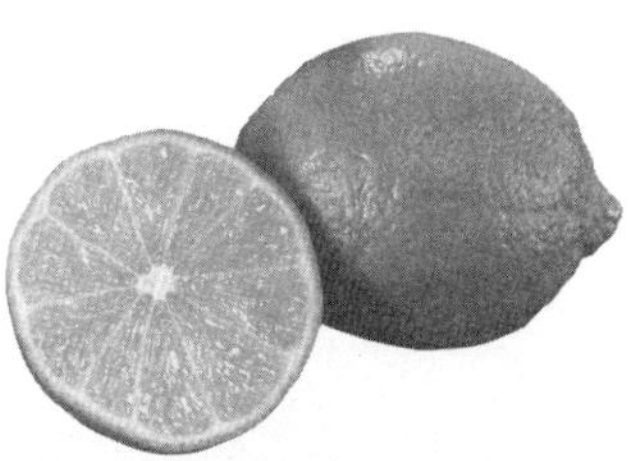

檸檬水加維生素B群，效果倍增

要增加檸檬水的作用，最不可或缺者為維生素B1以及氧氣。當然啦，酵素也不可缺少。人體內蓄積了多量的乳酸時，當然會叫人感到疲勞，所以當然就會坐下來休息。如此一來，乳酸就會再度變回焦葡萄酸，進入代謝作用而被燃燒。如此一來身體的乳酸減少，而疲勞也就能夠消除。

為了使身體的代謝運作順利，除了多喝檸檬水，也不能缺少維生素B群與酵素。酵素存在於我們的身體裡面，但是維生素B群必須從食物中攝取，所以在平時要積極的攝取維生素B群。

在維生素B群中，最需要者為維生素B1。人體的代謝作用必須要有酵素扶助，而維生素B1能夠輔助酵素，盡量發揮酵素的功能。

各種天然動植物食品都含有維生素B1，但是含量普遍並不高，尤其是精製的食品幾乎不含維生素B1，大多數的蔬菜、水果和海產類也偏低。比較豐富的是豬牛肉類、堅果類、全穀類。

含維生素B2豐富的食物類別有：乳製品、全穀類、堅果類、蛋、肝臟等。維生素B2在水溶液中受光照容易遭受破壞，因此牛奶等乳品，最好裝在不透明的容器中，以免光線危害，不適合用透明玻璃瓶罐。維生素B2在鹼性水溶液中容易受熱而破壞，所以烹調食物時不宜添加蘇打或小蘇打，才能保留營養。

維生素C與D也可增加檸檬水的效用。維生素C多含於水果與蔬菜。尤其是柑橘類、葡萄柚、奇異果含有很豐富的維生素C。

一個人每天的維生素C需要量為一百毫克。一顆葡萄柚、十顆草莓，一百公克的綠色花椰菜就含有一百毫克左右的維生素C。

至於維生素D則只要曬太陽，就可以在人體內生成。夏天只要每天曬七

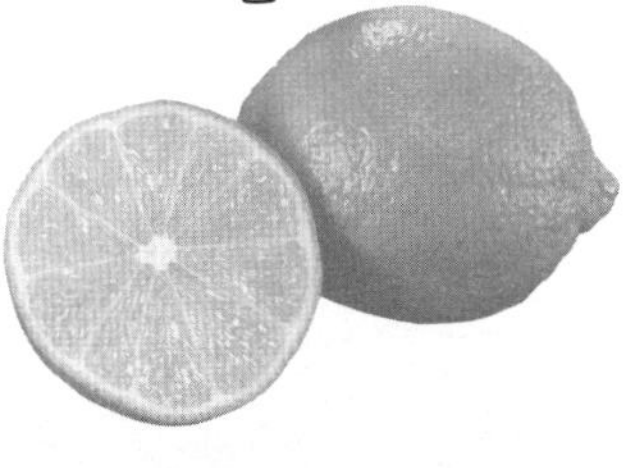

分鐘，冬天則曬三十分鐘就足夠了。

維生素D也可以從食物中攝取。像秋刀魚、鮭魚，以及魚肝、乾香菇就含有很豐富的維生素D。

維生素D攝取過多的時候，將引起腎障礙、無力感、食慾不振、噁心、頻尿等等。

建議從平常的飲食攝取維生素，不需要以維生素藥劑攝取，以免容易過剩，反而對身體不好。

第2章

檸檬水能夠改善的疾病

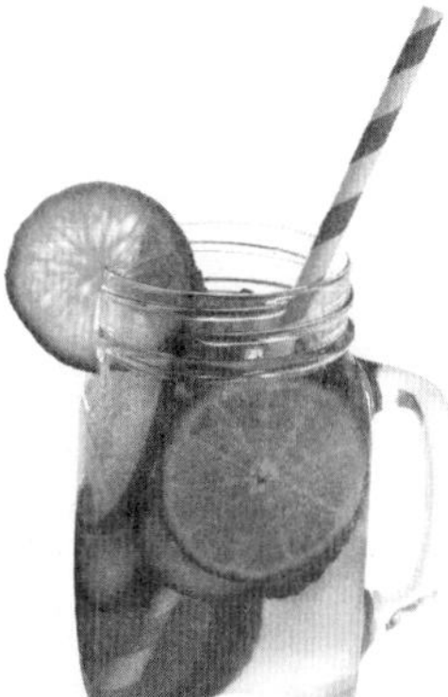

過敏性氣喘、蕁麻疹

咳嗽是身體的一種防禦反應，無非是想要排出氣管內的分泌物以及異物（病毒或者病原菌）。一旦異物刺激喉嚨或者支氣管，腦部就會接收到刺激的訊號，所以會咳嗽。

蕁麻疹是一種很常見的皮膚病，會使皮膚出現極癢的腫塊，有如蚊子叮了一般，過幾天會自行消退，但常反覆發生，來去有如風一般，故又俗稱「風疹」。一般說來，蕁麻疹可分成急性和慢性兩種，發病的人大多是急性蕁麻疹。

造成蕁麻疹的原因很多，較常見的是因為體質特殊，體內的免疫系統產生過敏反應。例如有些人吃到、吸進或接觸到一些特定物質時，皮膚就會因過敏反應使血管擴張、通透性增加而發生蕁麻疹。例如海鮮、蝦子、花生，接觸性的則有花粉、灰塵、蟲咬、寵物毛髮及皮屑或黴菌等。

如果蕁麻疹發作的時間長，或反覆發作，就稱為慢性蕁麻疹。慢性蕁麻疹大部分的原因都不明，只能歸咎於病人的過敏體質。過敏體質並沒有明確的預防法與治療法。不過，由於飲用檸檬水的人能減低過敏性氣喘、蕁麻疹判斷，就不難知道檸檬水能夠抑制過敏機制。

服用檸檬水以後，裡面的檸檬酸可發生作用，腦下垂體就能夠受到刺激，而它又會刺激腎上腺，使腎上腺皮質第二層的荷爾蒙分泌出來（具有抗炎作用），使氣喘、蕁麻疹的症狀轉為輕微。

舉一個例子來說。蝦子有很多的抗原，所以在吃了蝦子以後很容易長出蕁麻疹。但是用醋烹煮的蝦子，吃了以後，很少會長出蕁麻疹。由此可知，醋酸有一定的功效，而比醋酸作用更多的檸檬酸，必定也有不錯的效果。

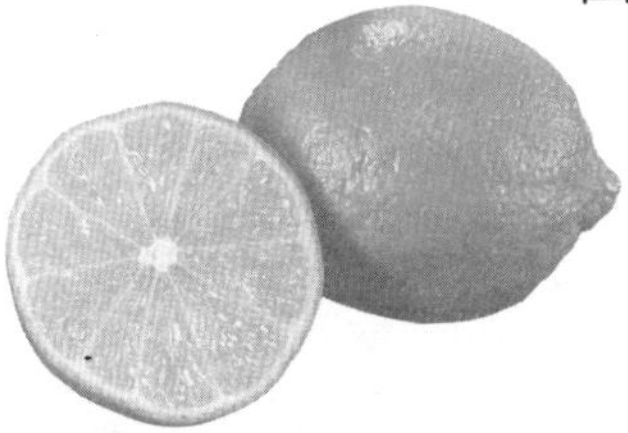

神經痛、風溼痛

神經痛與風溼痛最常見於高齡老人，但現在有年輕化的趨勢。神經痛有腰骨神經痛、肋間神經痛、三叉神經痛……等等。

遇到累積疲勞、身體發冷而血液循環不順暢，很容易引起神經痛。如果按摩或者搥打患部，疼痛往往會加深。

風溼痛的原因至今仍然不明。有發炎與疼痛，正是風溼痛的最大特徵。慢性風溼痛患者的八成為女性，有的人在三十多歲就會罹患此病。

為何檸檬水對神經痛以及風溼痛有效呢？那是因為檸檬酸在體內運轉時，它會使焦葡萄酸分解的緣故。此種焦葡萄酸會對神經產生惡劣的影響。

對於比較嚴重的症狀，或許檸檬水不容易完全治好，但是減輕症狀以及預防是不成問題。

但是，對於神經痛的人來說，檸檬水的酸味可能會使神經興奮，所以最好沖淡一些再飲用。

檸檬水不但可以沖水後飲用，亦可利用稍濃的檸檬水來冷敷疼痛的地方。

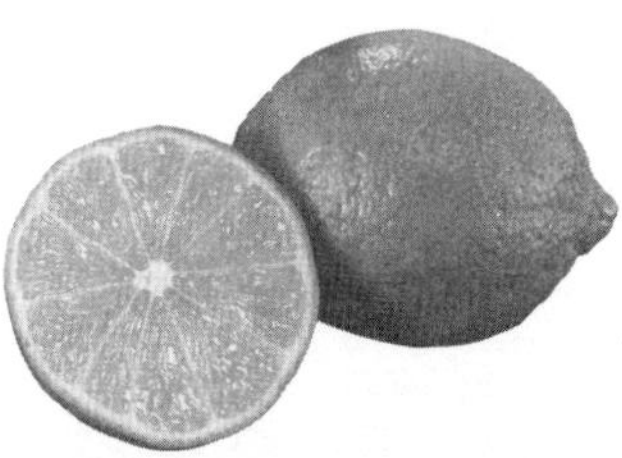

蛀牙

蛀牙由蛀牙菌所引起。首先是牙垢被分解產生酸，再來是酸把牙齒溶蝕，以致變成蛀牙。

牙齒的表面為琺瑯質，再下層為象牙質，最下層為牙髓。蛀牙分成四級，吃甜食時牙齒會刺痛的時候，已經是三級以上的蛀牙。吃冷食時會感到刺痛的時候，乃是第一級的蛀牙。連吃溫暖的食物也會感到刺痛的時候，則已經是很嚴重的蛀牙了。

蛀牙的最大原因是牙垢沒有刷洗乾淨。其實與牙齒的硬軟、蛀牙菌的多寡有著密切的關係。

累積疲勞的人、體質偏酸的人，也很容易招致蛀牙。勤刷牙固然很重要，但是不要累積疲勞、注意不要使體質偏酸更為重要。

不管是恢復疲勞、消除酸性體質，檸檬水都很有效。只要在日常生活中積極飲用檸檬水，就可以保持體質的弱酸性。在這種情形之下，就算吃一些甜食也不會有蛀牙的危險。

糖分發酵後，往往會溶掉牙齒的琺瑯質，所以在吃甜食後必定要好好的刷牙。

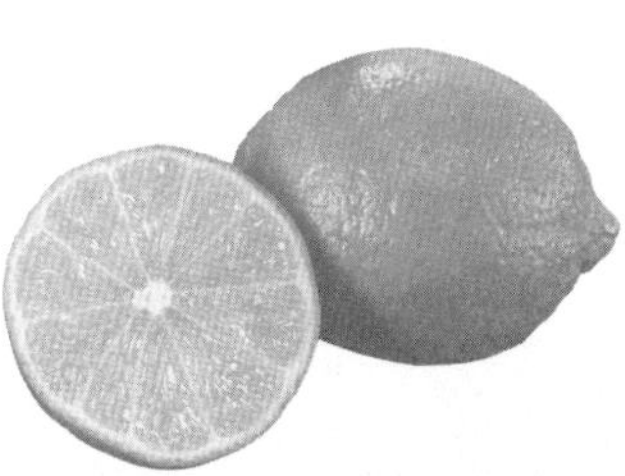

狐臭

大汗腺所分泌的汗也就是狐臭的原因。大汗腺只分佈於腋下、乳房，以及外陰部等地方。

本來汗水並沒有臭味，但是只要皮膚有細菌，汗水就會造就細菌的滋生而產生臭味。每一個人都有大汗腺，但是大汗腺的分泌變成異常，就會變成所謂的狐臭。

到目前為止，仍然沒有確實治療狐臭的方法。一般人都利用香水或者塗抹藥物消除那種臭味。

最好的預防法就是保持腋下的清潔，抑制汗水。最好剃掉腋毛，同時必須時常使用清潔用品清洗。

對付腋下的細菌最好的方式是在腋下塗抹檸檬水，效果非常好。因為細菌會死亡，當然就可以大幅度的減少臭味。

不必太過於在意狐臭，不然，那種緊張、焦慮的心理一旦累積之後，大汗腺的分泌將更為異常，使狐臭的程度更加嚴重。

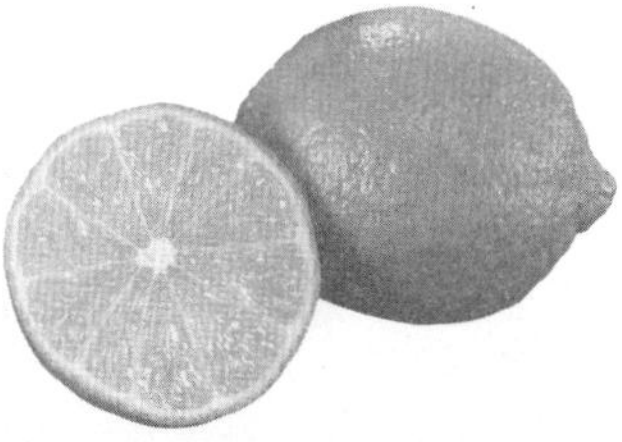

面皰、粉刺

青春期的孩子都有一種共同的苦惱，那就是面皰、粉刺。面皰與荷爾蒙的分泌有著密切關係。汗水、污垢堵塞毛孔時也很容易長出面皰。

對付面皰的不二法門是保持皮膚的乾淨。例如，外出回家或者在運動以後，最好養成洗臉清潔的習慣。容易造成面皰的食物——肉類、乳酸、巧克力、花生等，最好少吃為妙。

如果在平時積極的攝取檸檬水，就不難轉變為不容易長出面皰的體質。因為檸檬水能夠使荷爾蒙的分泌平衡化，又可以防止細菌感染的緣故。

除此以外，像時常便秘的人，不妨多攝取一些檸檬水，如此對消除便秘有很大的幫助。

如果欲消除面皰，不妨採取檸檬水洗臉法。對於已經長出的面皰不要用手去擠壓，否則將留下難看的疤痕。多洗臉、少吃油脂、甜食、睡眠要充足。這幾點非常的重要。

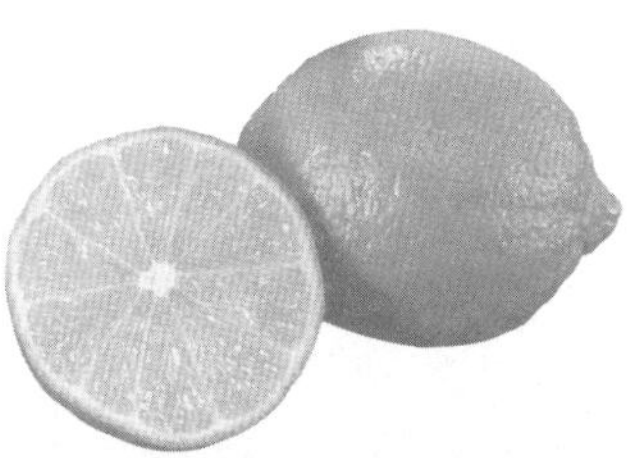

胃潰瘍與十二指腸潰瘍

發生於胃壁的潰瘍稱為胃潰瘍。症狀是心窩與胃一帶會感到疼痛，有時連背部也會疼痛。

抽煙太多的人，將引起胃黏膜的血液循環不良，這就是胃潰瘍的主要原因。

除此以外，精神方面的過度緊張也會導致胃潰瘍。目前已確知與胃潰瘍有關聯。

據統計，五十歲以上的人約有七十％具有胃幽門桿菌。再加上焦慮與緊張就會使人罹患胃潰瘍。

就算胃潰瘍治療好了，如果睡眠不足、飲食時間不規則，很可能再復發，必須特別注意。

十二指腸潰瘍也是以胃液的消化作用為原因。一般說來，年輕的人比較容易罹患十二指腸潰瘍，而且潰瘍部位幾乎都在十二指腸球部形成。

最常見的就是，空腹時胃一帶會感到疼痛，並且有噁心、嘔吐、打嗝、胃部感到膨脹的現象。有時甚至會吐血或者便血。

治療方面，通常採取外科手術、生活方面的指導，以及精神方面的放鬆等等。

精神緊張、自律神經的錯亂、反胃以及十二指腸潰瘍的最大原因，檸檬水對於這兩者都有效，不過症狀比較重的時候必須注意喝的方法。

如果是為了預防以及維持胃的健康而喝，喝多少都無所謂。但是如果潰瘍已經發生，那就不要一次喝太多，只能定時少量的攝取。因為，不管是哪一種潰瘍，都被胃液刺激而變成傷痕累累的緣故。

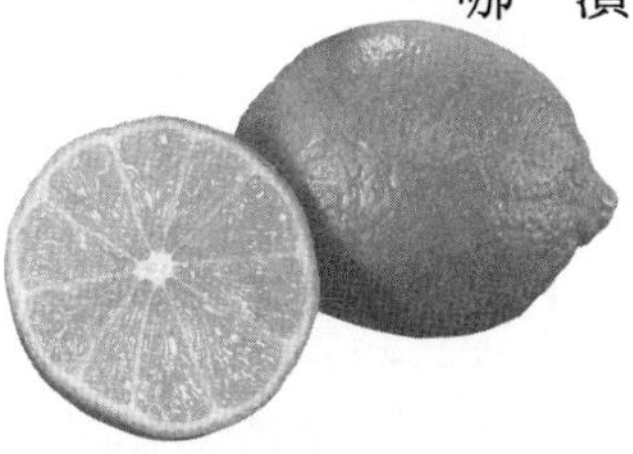

腎臟方面的疾病

腎臟負責把代謝後產生的廢物——尿液排泄到體外。它的位置在腹腔內靠近背部的地方。

成年人每天的排尿量約在一千cc到一千五百cc之間。攝取比較多的水分時，尿量會增多；而大量排汗時，尿量也會跟著減少。尿液水分佔九十五%，尿素、尿酸、鹽素、鈉、鉀、氨、肌酸酐則佔了五%。

腎炎與慢性腎功能不全是最常見的腎臟疾病。遇到咽頭、扁桃等處的病毒增殖，而病毒隨著血液到達腎臟時，就會引起腎炎。症狀為排出血尿、浮腫、蛋白尿，以及尿量的減少。

急性腎炎則以血尿、浮腫、高血壓為主要症狀。

至今，仍然沒有治癒腎炎的藥物。

慢性腎功能不全是指腎臟不能調節電解質，以及不能排泄老舊廢物的症狀。嚴重的時候，很可能會導致尿毒症。

不過，每天多喝檸檬水，可以降低罹患腎臟病的危險性，不僅能夠預防，亦能夠達到改善的效果。

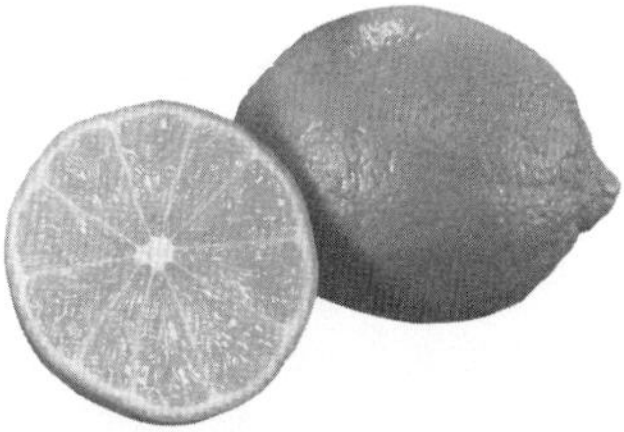

肝功能低落

肝臟位於腹腔內的右側，橫隔膜的下面。流入肝臟的血液含有很多的營養分，對於我們的身體發揮出很大的任務。肝臟把吸收自小腸的葡萄糖以肝醣的形狀保存起來，等到必要時，再轉為葡萄糖注入血液裡面。

除此以外，肝臟還負責膽固醇的合成，抑制過剩的女性荷爾蒙發生作用，分泌膽汁，並且消除血液中的有害物質，以及藥毒。

胃腸吸收的酒精到肝臟後，將由酵素分解成乙醛。接著，乙醛又會被分解成醋酸，最後變成二氧化碳而被排出體外。

若是喝酒過多時，因為來不及分解，所以肝臟就會出毛病。罹患肝病的人，由於肝的功能不良，所以身體會出現種種症狀。一旦感到肝功能不好時，必須及時消除肝臟的疲勞，在這時攝取檸檬水最理想。

喝檸檬水時，也必須同時控制喝酒量。

肝臟最忌脂肪與糖分，所以要避免攝取太多的脂肪與糖分。肉類可以吃，不過最好取掉脂肪，肥胖對肝臟有害無益，所以過度肥胖的人絕對必須減肥。

肝臟在恢復健康以後，皮膚的狀態也會變得光澤而漂亮。

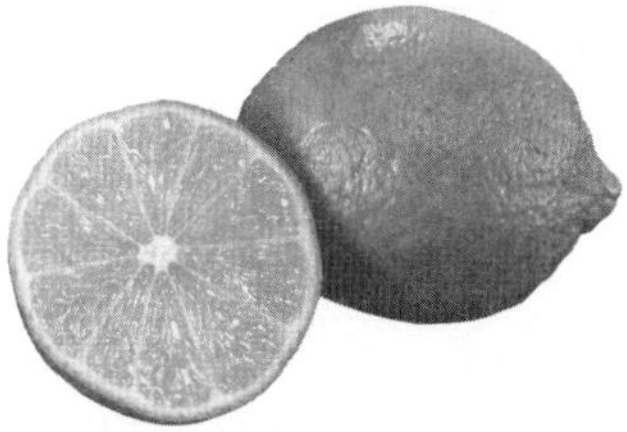

高血壓、低血壓

在了解高血壓之前，我們必須先認識何謂血壓。人體心臟的跳動，可推動血液運行全身，心臟將血液打進血管時，血管壁所受到壓力稱為「血壓」。「收縮壓」或稱「上壓」指心臟收縮時加諸血管壁的壓力；而「舒張壓」或稱「下壓」指心臟放鬆時血管壁承受的壓力。量度血壓一般以毫米水銀柱（mmHg）為單位。

血壓正常值為收縮壓（mm Hg）要低於一二〇，舒張壓要低於八〇。而高血壓的診斷基準為——收縮壓高於一四〇，或者舒張壓在九〇以上。

在臨床醫療中上，百分之九十以上的高血壓患者是找不出原因的，此類高血壓稱為「本能性高血壓」，又稱為「原發性高血壓」，亦即找不出足以導致高血壓的其他器官的病變；但事實上，高血壓的形成與個體的血管硬化以及張力彈性，具有絕對的關係。很可能是鹽分攝取過多，或者緊張、焦慮所引起。高血壓如果是有原因，如腎臟病或者分泌系的疾病，則稱為「次發性高血壓」。

俗稱的低血壓，是指收縮壓不滿一百的狀態。低血壓也分成兩種。一種叫「症候性低血壓症」，以循環系、內分泌系、神經系，或者藥物的副作用為原因。

另外一種是不明原因的「本能性低血壓」。

有如「次發性高血壓」以及「症候性低血壓」一般，原因很明顯的高血壓，只要治好造成疾病的根源，血壓就會恢復正常。

如果像本能性高血壓、低血壓一般，不知道原因，則必須從改善生活習慣開始。如果是高血壓，必須減少鹽分的攝取。入浴時則千萬別使用熱水，而應改變溫水。

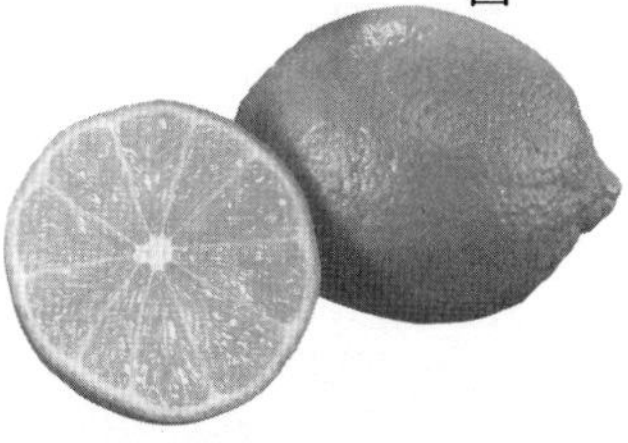

低血壓的人，多數有食欲不振的現象，應該攝取營養價值比較高的食物，也應該做適度的運動。

高、低血壓的人，都可以攝取能夠使血壓保持平衡的檸檬水，因為檸檬水能夠消除緊張、焦慮的情緒，適度的酸味又能夠增進食欲的緣故。

痛風

痛風是一種代謝異常的疾病，原因是尿酸結晶滯留於關節，也是一種生活習慣病。血液中的尿酸值高，號稱為高尿酸血症，在人體中增加的尿酸，將在關節等地方形成結晶，遇到白血球將除掉那些結晶時，就會引起發炎紅腫。這種症狀就稱為「痛風」。

痛風會在毫無預兆之下發生。多數人從腳拇趾根部開始痛起。惡化以後，連膝蓋關節、手肘關節也會感到疼痛。而且很可能會引起尿路結石、腎臟病等等。亦有發生心肌梗塞以及糖尿病的危險。

痛風具有遺傳性，如果具有痛風遺傳性的人，再吃大量肉類，體內的尿酸就會增加。如此一來，血液中的尿酸值就會上升。此種尿酸的結晶，尖端

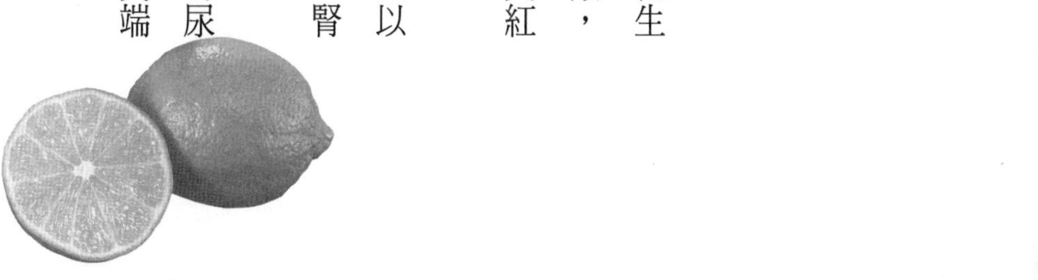

有如針一般的尖銳，而會從關節腔裡刺關節。被刺的關節將紅腫，以致不能彎曲關節。

在尿酸被製造的過程中，與檸檬水也有相當的關係。根據英國克魯伯博士的研究，檸檬水能夠消除乳酸，使體液保持弱鹼性，對改善痛風很有幫助。

具有痛風傾向的人，在吃過肉類後不妨多攝取一些檸檬或者檸檬水。

在減輕過重的體重後，尿酸值也會跟著下降，所以過度肥胖的人應該減輕體重。

糖尿病

糖尿病也是一種代謝異常的疾病。原因是胰臟的胰島素分泌不足，或者是胰島素不能充分發揮功能。這是一種代表性的生活習慣病，惡化的時候，很可能會引起白內障、腎臟病或者神經障礙、心血管疾病等等。

在以往，糖尿病被稱為富貴病，到了講求美食的今日，誰都有罹患的可能性。

我們的身體以食物所含有的葡萄糖為能源而活動著，葡萄糖進入血液裡面後，血糖值會一時升高。但是以健康人來說，胰島素會使血糖值下降，所以不會成為問題。

不過，糖尿病人的胰島素分泌總是不足，或者功能不良好，所以血糖值

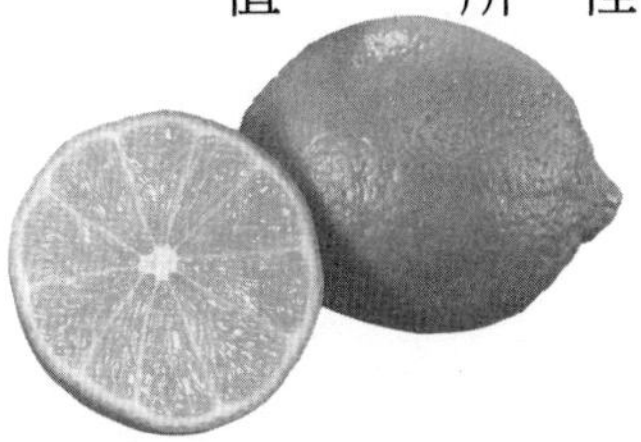

很難下降，以致引起種種的障礙。例如，時常會感到異常的口渴，以及多尿。遇到這種情形就必須注意了。

幾乎所有的糖尿病都屬於胰島素不足的那一型，大約佔全體糖尿病的百分之九十五～九十八。原因是血液傾向於酸性，以致胰島素的分泌會變少。

若是胰島素的分泌太少，肝臟以及肌肉的細胞膜就不會吸收葡萄糖。

正因為如此，血液中的血糖值就會上升。這時只要喝檸檬水，檸檬水中的檸檬酸到身體內就會使血液變成鹼性。

如此一來，雖然胰島素少一些，肝臟以及肌肉的細胞也會吸收葡萄糖，所以血糖值就會下降。

至於胰臟完全不分泌胰島素的糖尿病，則只好以打針的方式補足身體所需的胰島素了。

腹瀉

遇到腸道發生不正常功能、功能低落，或者受到腸黏膜分泌物的刺激時，將發生腹瀉的症狀。

腹瀉的原因之一，有腸道受到細菌與病毒的感染。這種腹瀉會帶來發熱以及腹痛。食物中毒就是最常見的症狀，這種時候，醫生總是使用抗生素治療。

如果只是輕微的食物中毒，不妨飲用檸檬水看看。不過，食物中毒時，胃的狀態有時也會變壞，所以必須少量地飲用。一旦細菌、病毒死滅，腹瀉的症狀就會明顯轉輕。

有時，緊張、焦慮以及神經性的症狀，也會以腹瀉的形狀出現。最為著

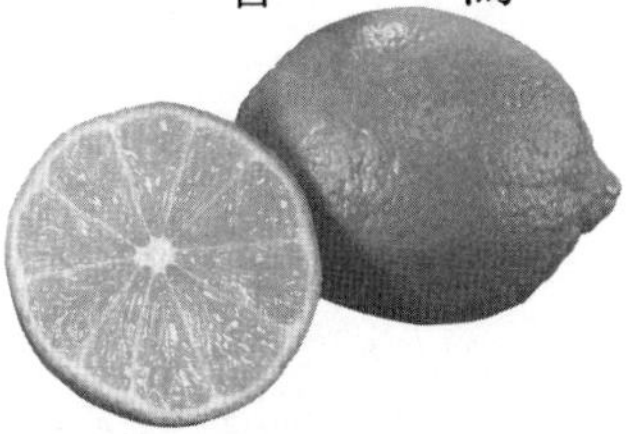

名者為所謂的「過敏性腸道症候群」。罹患這種症狀的人不僅會腹瀉，甚至連便秘與腹痛也會持續三個星期之久。有些比較嚴重的人老是想著上廁所，從家裡到公司的通勤時間之內，就會產生好幾次的便意。甚至每一站都下車跑廁所，不先確定廁所在那兒，將無法心安。

不過，緊張以及神經性腹瀉的時候，糞便都呈現泥狀，很容易分辨。腹瀉的症狀嚴重時，很可能會引起脫水症狀。這時只要飲用檸檬水，就可以補足失去的水分。

在腸道的健康恢復以前，最好選擇容易消化的食物。

癡呆症

每一個人都會隨著年齡的增長而老化，這是每一個人都無法避免的一件事情。但是所謂的「老化」也有個人差異；相同年齡的人，有人看起來比實際年齡年輕，也有人看起來比實際年齡蒼老。

到了最近，已經有很多人知道，自由基與老化有著很密切的關係。自由基來自氧氣，但是它跟氧不同，因為它只會給人體種種負面的影響。除了自由基之外，疲勞也會加速老化。但是能消除疲勞的檸檬水，卻能夠延遲老化。

有些人上了年紀後會罹患癡呆症，有些人則完全不會罹患此症。所謂的癡呆症，乃是記憶障礙緩慢發展的疾病。

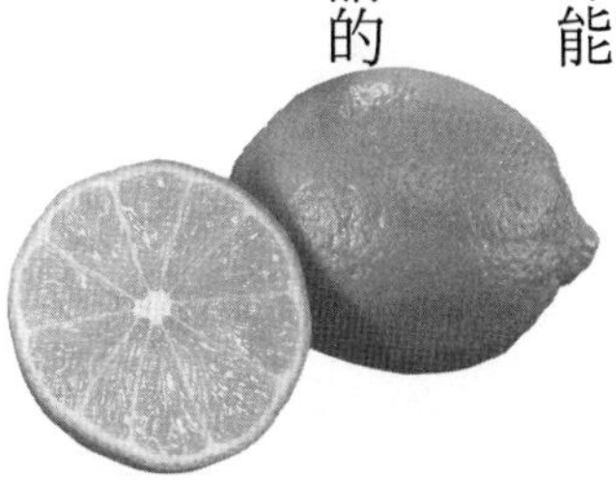

剛開始時，對社會不表關心，陷入鬱悶的狀態，或者陷入妄想的世界。並且伴有記憶障礙，時常感到孤立。判斷力也會跟著退化，有時會說謊，使周圍的人感到混亂、無所適從。最嚴重的時候，可能會臥病在床，或者大小便失禁。

對於癡呆症，攝取檸檬水相當有效。

實際上，時常攝取檸檬水的人，到了老年以後極少有人罹患癡呆症。每天都持續的攝取檸檬水，不但不會罹患癡呆症，同時也能夠使人長年保持年輕。

香港腳

皮膚感染白癬菌時，就會讓人罹患香港腳。所謂的香港腳有三種典型，第一種是形成水泡的「小水泡型」，再來為腳趾間感到溼癢的「趾間型」，第三種為皮膚變硬的「角化型」。第一、第二種的香港腳有很癢的感覺，但是第三種卻不會發癢。

香港腳是一種常見的皮膚疾病，卻不容易治癒。尤其是整天穿皮鞋、長筒靴的人，因為患部一直處於潮溼環境中，所以很難治好。

想治好香港腳，第一個條件是殺滅白癬菌。一般人都喜歡塗抹藥膏之類，其實檸檬水亦能夠有效的殺死白癬菌。

喝檸檬水固然可以培養成不怕白癬菌的體質，如果同時把檸檬水塗抹於

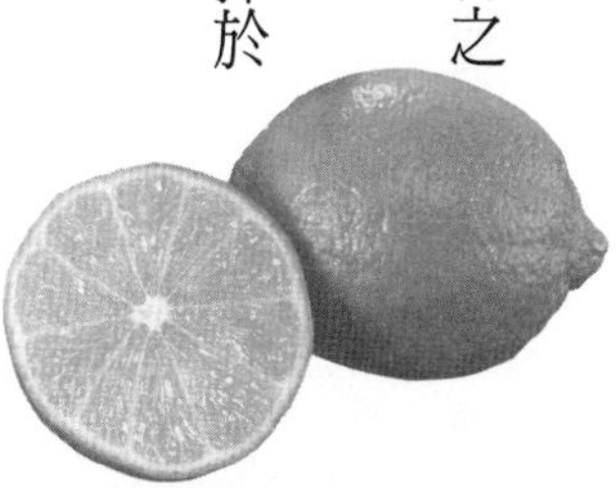

患部，效果將更好。但是若有抓破皮的地方時，最好暫時不要利用檸檬水塗抹，否則會感到叫人難以忍受的刺痛。

不過，白癬菌很難纏，因為它們不會輕易的死絕。症狀看起來似乎已經痊癒，但是稍微大意，它們就會捲土重來。正因為如此，看起來似乎已經痊癒，但為了安全起見，最好繼續再塗抹半年左右。

潮溼與不潔，是香港腳難以治好的最大原因，所以患部必須保持清潔與乾燥。

若是家人罹患香港腳時，因為別人也會感染白癬菌，所以最好全家都塗抹檸檬水。

第 3 章

檸檬水的作法與飲用方式

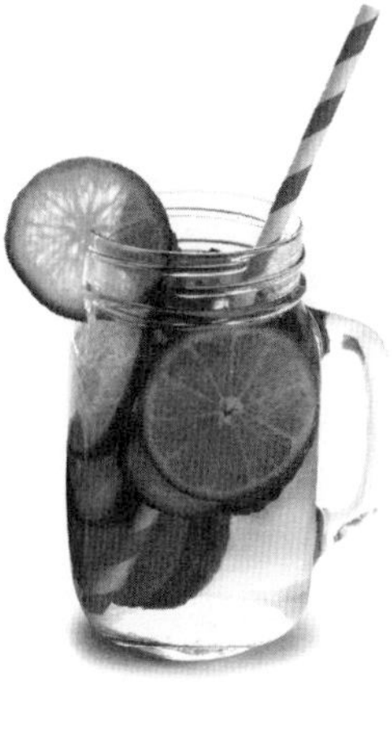

檸檬水的作法與注意事項

檸檬水的基本作法

①一天需要一顆到一顆半的檸檬。
②利用榨檸檬器榨出檸檬汁，再放入玻璃容器保存。
③飲用前，用一杯（約兩百cc）冷開水稀釋檸檬汁。
④將稀釋檸檬汁分成三杯。
⑤在三餐中各飲用一杯稀釋檸檬水。

檸檬的種類和挑選技巧

檸檬被喻為「綠翡翠」，對人體有非凡的功效與價值，是水果也是蔬菜，素有「白嫩肌膚水果王」之稱。檸檬富含維生素C、B1、B2及醣類、鈣、鐵、磷等多種營養成份及豐富的黃酮類、有機酸等，兼具保健、養顏的效果。

檸檬是臺灣重要的農產作物，是台灣最具代表性的熱帶水果之一，主要栽種是在高屏地區，其中屏東的檸檬產量更是台灣的七成，品種以尤利卡綠皮檸檬為主，全年都有，但量產主要是夏季、秋季，約六月到九月。綠皮檸檬是市面上最常見的檸檬。

無子檸檬皮較薄，是由綠皮檸檬改良的品種。

挑選綠皮檸檬的技巧，請選擇檸檬外表油亮細緻又有光澤，而且果皮帶

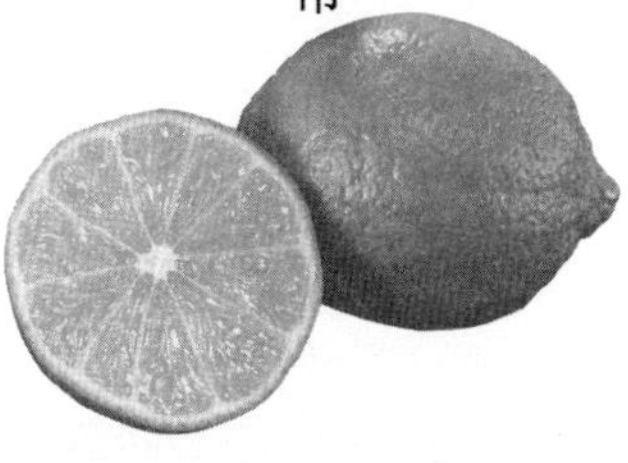

一點黃色最好，表示檸檬已經成熟；但果皮如果太黃，雖然比較不酸，但香味會比較不足。

還有一種香水檸檬，產地主要在台灣中部和東部，形狀成長鴨蛋形，氣味芳香，比一般檸檬大，果皮成熟是黃色的，果肉黃白色，汁少而味酸帶苦。由於香氣足但汁較少，主要是食用檸檬皮，可以取表皮切碎撒在菜餚上增添芳香，或是製作檸檬蜜餞。

進口萊姆果皮黃色，形狀與台灣的檸檬、無子檸檬外形相似，用途大致相同，但酸性較低，味道比較不刺激。

另外一點有趣的是，對歐美人士來說，他們認為黃色的檸檬叫做 lemon（檸檬），而綠色的叫做 lime（萊姆），剛好跟台灣的習慣相反。因此出國的時候不要叫錯喔！

檸檬的品種

品名	果皮顏色	外觀、口感	有無子	主要供應地
檸檬	綠色或黃綠色	橢圓形、表面有油胞觸感較粗，果身兩頭尖、果肉酸度高但有香味。	有子	高雄旗山、內門、杉林、屏東里港、九如、長治、內門、竹田、彰化埤頭、二林
無子檸檬	綠色或黃綠色	果型較圓，尾較尖且短，表皮薄且較光滑、汁較多、易受高溫濕氣影響不易存放。	無子	南投國姓、高雄旗山、美濃、杉林、屏東竹田、九如、內埔、麟洛、里港
台灣萊姆	綠色（冷藏後變黃色）	果型較圓，皮較厚無香氣，味道較不酸。	無子	彰化二水、南投國姓、高雄美濃
進口萊姆	因當地氣候、土壤的關係，萊姆果皮轉黃色才有汁。	果型較圓，油胞不明顯、表皮薄、有甜味較不酸，可鮮食。	無子	自歐、美進口

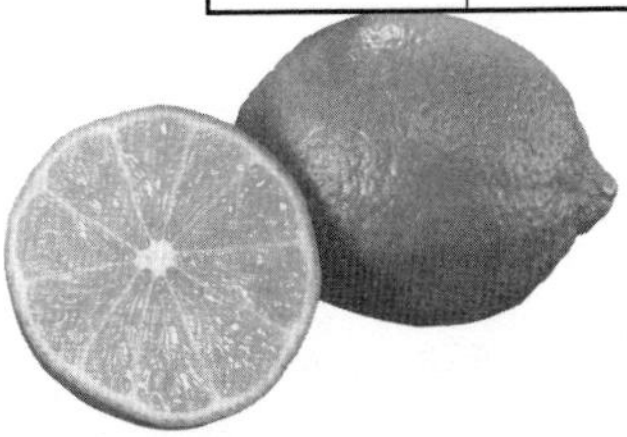

檸檬的處理方法

檸檬買來以後，先在室溫下放幾天（3～5天），這個步驟可以讓殘留的農藥揮發掉，因此記得袋子要打開。清洗的時候，把檸檬放在水龍頭下面，一邊開水讓水流動，一邊用刷子刷洗檸檬皮。製作檸檬水的時候，為了不讓維生素C揮發得太快，不妨在切開檸檬之前，先放冰箱略為冷藏。建議新鮮檸檬榨汁加水稀釋能儘快喝完，這樣營養素流失會比較少。

飲用檸檬水應該注意的事項

生檸檬的酸味很強烈，有的人喜歡加入一些砂糖。但是為了使檸檬更明顯的發揮療效，最好別加入任何糖。反過來說，有些人很急切地想看見效果，所以喝很濃的檸檬汁。這種作法最好趕快停止，因為太濃的檸檬汁會刺激胃部。一個檸檬的榨汁，利用兩百cc的開水稀釋最理想，效果也比較好。

因為檸檬汁會刺激胃部，最好別在飯前飲用。飯前飲用檸檬汁會刺激胃部，使食欲增加，所以最好在吃飯時同時飲用。

如果你感覺做檸檬水很麻煩，不妨購買市售的百分之百生檸檬原汁。一杯冷開水（約兩百cc）只要加入三十滴的生檸檬原汁（約一～二cc）就可以了。最好別加入砂糖等甜味劑。

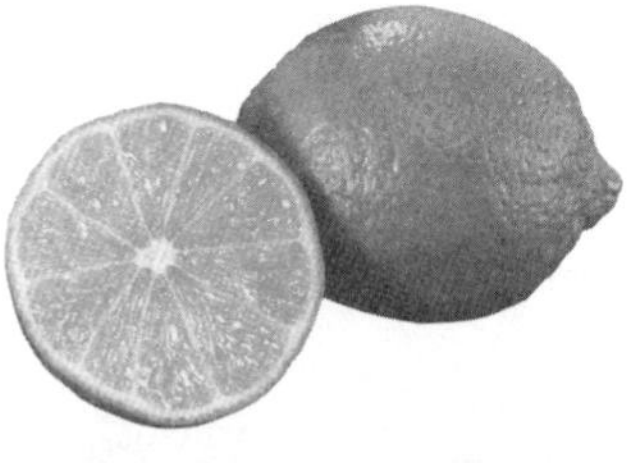

不同體質，如何喝檸檬水

利用冷開水稀釋檸檬水飲用，對健康固然有很大的好處，但是每個人胃部的健康與否，以及怕酸與不怕酸的體質，飲用方法各有不同。以下將敘述不同體質的檸檬水飲用方法。

1 胃部健康又不怕酸

①準備五杯冷開水（約一千cc），加入約三十～四十公克的檸檬原汁（約兩顆檸檬），裝入玻璃瓶。

②充分的攪拌之後，放進冰箱裡保存。

③放入冰箱冷藏之後，刺激的酸澀味將消失大半，喝起來相當的美味可口。放入冰箱三天後，味道將變得更好。

【飲用方法】

①在三餐的飯後，喝一杯檸檬水。如果胃部沒有任何不舒服，那就這樣持續的喝下去即可。

②如果胃感覺到不舒服，那就把一半到三分之一的檸檬水利用冷開水沖滿到一杯再飲用。如果已經沒有不舒服，就可直接喝下去。

③如果仍然有些不舒服，那就加水再沖淡一些，一直到沒有任何不舒服為止。飯中或飯後飲用，一天三次。

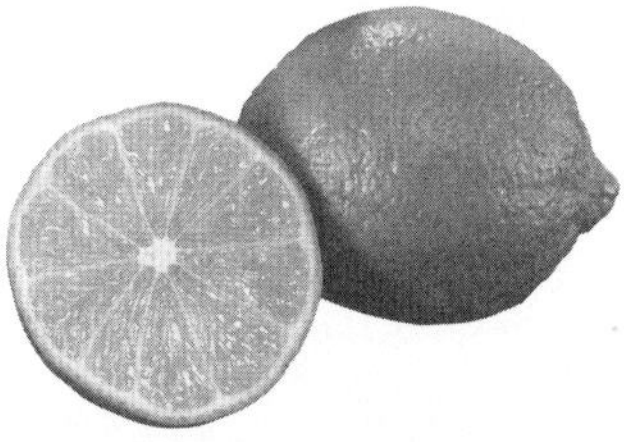

2 胃部健康，怕酸愛甜

①在一千cc冷開水裡，加入十五～二十公克的檸檬原汁（約一顆檸檬）。
②再加入十小匙到十二小匙的果糖（適度的甜味就好，不要太甜）。
③把上述的材料製成檸檬水後，放入玻璃容器裡。充分攪拌後放入冰箱冰涼，味道將更好。

【飲用方法】

①在三餐後，各飲用一杯檸檬水時，如果胃部沒有不舒服，那就表示你可以飲用那種濃度的檸檬水。
②如果胃部感到不舒服，那就加一倍水稀釋再飲用。
③最好持續飲用半年。

3 胃部健康，但是怕酸又怕甜

①在一千cc冷開水裡，加入十五~二十公克的檸檬原汁（約一顆檸檬）。

②不加糖，裝入玻璃容器混合均勻，放在冰箱中冷藏，在一天內喝完。

③由於沒有加糖，會顯得更酸，一開始請酌量飲用。

【飲用方法】

①在三餐後，各飲用一杯檸檬水時，如果胃部沒有不舒服，那就表示你可以飲用那種濃度的檸檬水。

②如果胃部感到不舒服，那就加一倍水稀釋再飲用。

③最好持續飲用半年。

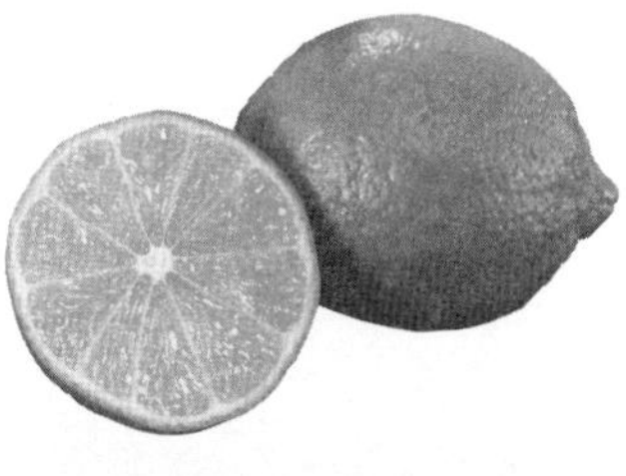

4 胃部弱，但是不怕酸

①五杯冷開水（一千cc）、十五公克的檸檬原汁（一顆檸檬）混合在一起，做成檸檬汁，放入大玻璃瓶裡面。

②放入冰箱裡冷藏，儘快喝完。

【飲用方法】

①飯中或者飯後各飲用一次。每一次喝一杯（約兩百cc）。

5 胃部弱，怕酸但是不怕甜

①五杯冷開水（一千cc），加入五公克檸檬原汁（三分之一顆檸檬），酌量加入少許果糖，充分的攪拌後，放入大型的玻璃瓶裡面，放冰箱冷藏。

【飲用方法】

①三餐後各飲用一次，每次一杯（兩百cc）。

6 胃部無法接受太酸

①五杯水（一千cc）、五公克檸檬源汁（三分之一顆檸檬），以及酌量加入少許果糖，加在一起，充分的攪拌，放入大玻璃瓶裡面，放入冰箱裡冷藏一天後就可以飲用。

【飲用方法】

①三餐後，都要服用大約兩百cc。如果在飲用後，胃部感覺到不舒服，那就稀釋一些再喝。

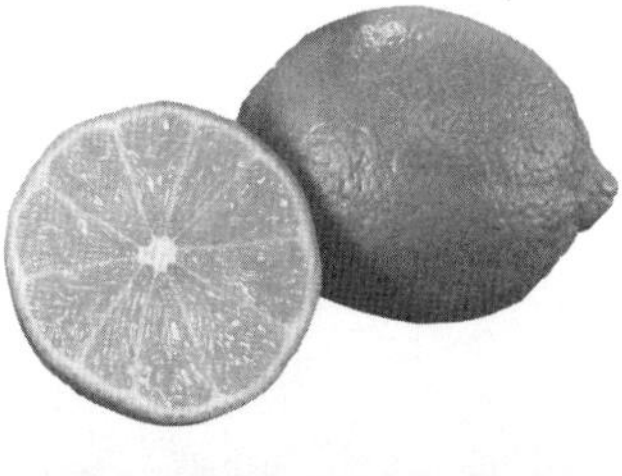

檸檬酸

市售檸檬酸是白色粉末狀，來源除了從天然柑橘類等水果取得之外，另有化學合成法以及微生物發酵法兩種。現在世界上檸檬酸生產，都採用微生物發酵法為主。微生物發酵法乃是利用微生物在一定條件下的代謝活動而獲得的產品，具有檸檬酸發酵能力的菌株包含了真菌、酵母菌以及細菌等。

檸檬酸是有機酸中第一大酸，由於物理性能、化學性能、衍生物的性能，是廣泛應用於食品、醫藥等行業最重要的有機酸。普遍用於各種飲料、汽水、葡萄酒、糖果、點心、餅乾、罐頭果汁、乳製品等食品的製造。

檸檬酸屬於果酸的一種，主要作用是加快角質更新，常用於乳液、乳霜、洗髮精、美白用品、抗老化用品、青春痘用品等。角質的更新有助於皮膚的中黑色素的剝落，毛孔的收細，黑頭的溶解等。

檸檬酸具有收縮、增固毛細血管並降低其通透性的作用，還能提高凝血功能及血小板數量，縮短凝血時間和出血時間，具有一定的止血作用製藥工業用作醫藥清涼劑，測血鉀。

簡單來說，檸檬酸的形成，是利用許多醣類原物料如糖蜜、糖漿等以及一些碳水化合物等，加上菌種發酵，而產生檸檬酸的。

檸檬酸還可以用來去除污垢，在家事應用方面，檸檬酸可以讓你輕鬆去除杯垢、鍋垢，尤其是熱水瓶或洗衣機長期累積的污垢和水垢。

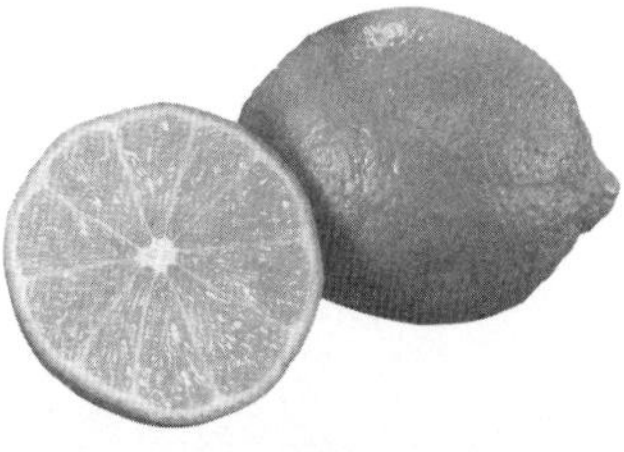

第 4 章

檸檬的美白淡斑效果

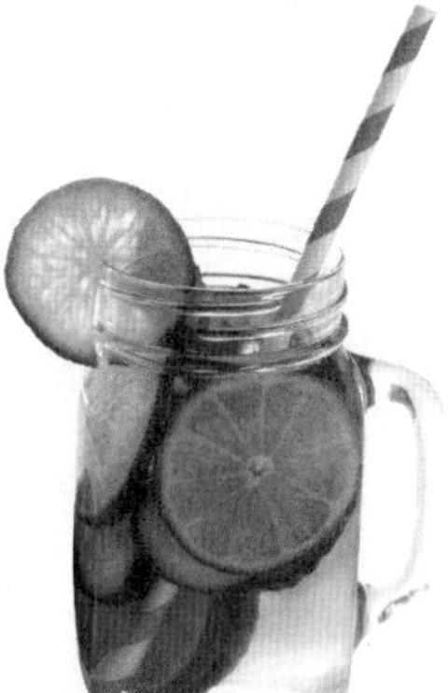

自製三種檸檬美白水

幾乎每個人都知道，檸檬對於皮膚的美白有很大的幫助。但是你知道正確地使用它的方法、以便使它發揮出最大的功效嗎？關於這一點，能夠正確答出來的人恐怕不多。

如果是以使皮膚美白為目的，那麼就不如採取直接塗抹在皮膚的方法。如此一來，效果比採用吃的方式更為確實又快速。

話雖然如此，直接把檸檬汁塗抹在皮膚上面，實在很不妥，因為百分之百的檸檬原汁，刺激力太強烈。如果弄不好，反而會傷害到皮膚呢！

有鑑於此，編者要教大家自己動手做「檸檬美白水」。有了它，你就可以擁有美白可愛的皮膚，再也不必為皮膚黑煩惱，同時還可以省下不少購買保養品的錢喲！

檸檬美白水能夠使皮膚變得潤澤而白皙，而且也能夠消除小皺紋以及黑斑。

1 檸檬美白水

所謂的「檸檬美白水」，也就是把檸檬片浸入清酒裡面製成。這種美膚水使用起來清爽，不會給皮膚帶來負擔。如今，使用這種自製檸檬美白水已經成為一種風潮，從高齡的奶奶到妙齡的男女，愛用者正在遽增中。

中國醫學古籍記載著：「檸檬具有生津止渴的作用。」

所謂的「生津」，不外是表示檸檬能夠調整體液，以補充不足的體液。也就是說，檸檬能夠使臉部等水分不足的部分，逐漸地增加體液，以保持皮膚的潤澤、光亮。

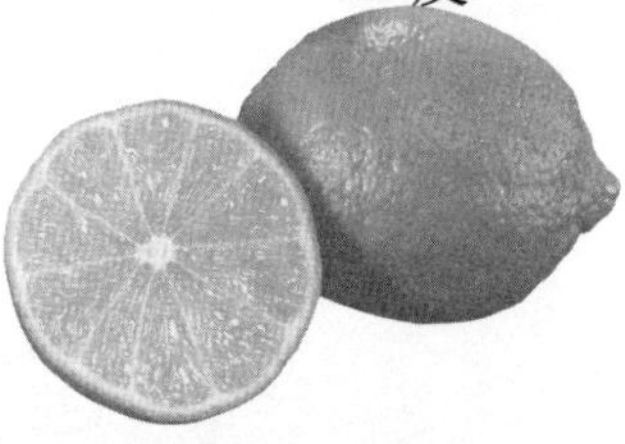

止渴之意，就是停止乾燥，也就是指保持皮膚潤澤的功能。

塗抹「檸檬美白水」時，不僅基於生津止渴的作用，而使皮膚變成美麗潤澤，更能夠消除黑斑、雀斑，以及皮膚粗糙等臉孔上的瑕疵，使你感覺到有如脫胎換骨一般。

關於製造「檸檬美白水」，編者要介紹最為基本的方法。有一次在「檸檬美白水」的座談會上，有很多人發表他們的體驗。由於這一次座談會得知，製造「檸檬美白水」的方法各有稍微的不同，讀者不妨做為參考，看看哪一個「個案」最適合於你吧！

檸檬美白水的作法

①準備兩個檸檬，使用清水洗淨。

②把檸檬切成約一公分厚的圓片，放入玻璃容器裡面。

③倒入約三百cc的清酒。

④把做好的美白水放置於冰箱裡面（酒精濃度約15％）。

⑤經過三個月後取出來，使用紗布過濾。分裝於小瓶子後，仍然放入冰箱中保存。

⑥洗臉後，使用化妝棉沾著美白水，在臉孔上輕輕地拍打一陣子。

⑦夜晚洗過澡後，可以使用相同的方式，在臉孔、頸部、胸部、手腳塗抹化粧水。

注意製作完成經過三個星期就可以使用，在使用以前，最好使用紗布過濾，再放入玻璃容器裡面，最後放入冰箱裡保存。

如果皮膚乾燥，可以放入一些甘油（化工材料行有售）。

注意使用的是清酒，約含酒精濃度15％，不是用純酒精，避免造成皮膚傷害哦！

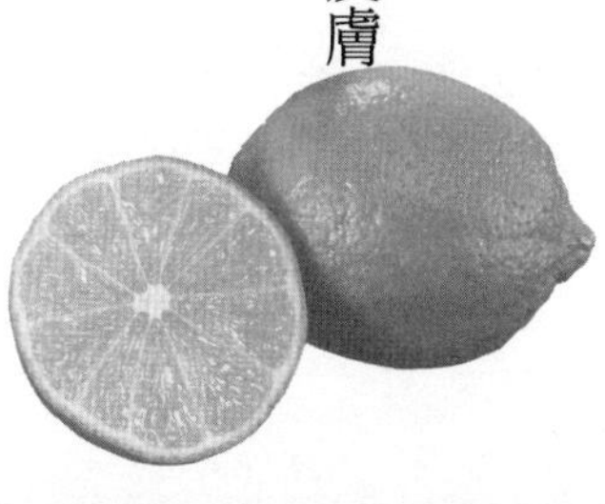

檸檬美白水的使用方法

①在洗臉以及洗澡後，使用檸檬美白水。
②使用一塊化妝棉沾著檸檬美白水。
③輕輕地塗抹臉孔、脖子、胸部、手腳。
④必須每天塗抹兩、三次。
⑤如此經過一星期後，皮膚就會逐漸地美白；皮膚上的黑斑、小皺紋等會逐漸地消失。

最後，編者要提出必須注意的一個問題；那就是，如果你沒有皮膚過敏，使用這種自製的檸檬美白水絕對不會產生問題，因為它比市面上販售的保養品安全。

如果你擔心自己皮膚會敏感，那就不妨先把檸檬美白水塗抹在手腕，看看皮膚的反應。如果皮膚沒有任何紅腫，那就表示完全沒有問題。

但是，當你在皮膚上面塗抹檸檬美白水後，千萬別置身於直射陽光之下，如此很可能會曬出黑斑。

座談會上有一位劉女士說：「檸檬美白水使我黑色的皮膚變成白色。」以下是她的經驗分享：

我在五歲時，有一天撞到捧著一大碗熱湯的女傭人，以致整個臉孔被燙成一個大花臉。

那時，父親為了替我治好臉上的傷痕，曾經賣掉了一塊地。所幸，我的臉上並沒有留下任何的傷疤，看起來跟一般的女孩子沒有什麼不同。

但是，在經過了好多次的治療後，臉孔的皮膚好像變薄了不少。

到了青春期，每次我在臉上塗抹化粧品時，臉就會紅腫起來，刺痛不已；甚至完全不摻香料的化粧品也不能夠塗抹。

不但如此，就連使用洗面皂也會讓皮膚感到刺痛，於是，我就變成了一

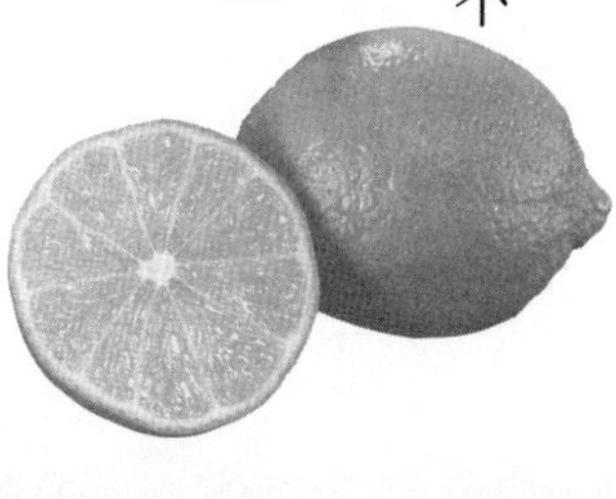

個跟化粧品無緣的女人。

一直到兩年前，我在一個偶然的機會裡認識了插花的女老師。她聽了我的敘述後，鼓勵我試試自製的檸檬美白化粧水，說它對我可能有幫助。說得過火一些，這種自製的檸檬化粧水，簡直完全地改變了我的人生。

這位教插花的女老師皮膚很美、白皙而沒有任何的黑斑、皺紋。如果不是她自己說出來，誰也不會相信她已經六十多歲了！她說她已經整整使用這種自製的檸檬美白化粧水二十多年。

我就依照她所說的方法，自己製造檸檬美白化粧水，試著使用。結果就連我這個燙傷而皮膚變得很薄弱的人，也不曾發生任何的問題。

經過一個月後，我的皮膚變得白，細嫩而光澤，看起來跟以前判若兩人。

萬萬料想不到，連我這種皮膚脆弱的人也能夠使用。正因為如此，從那一天起，我一直都使用自製的檸檬化粧水。

此種檸檬美白化粧水做起來很簡單，但是它的效果非常驚人！有很多本來膚色偏黑的人使用它以後，皮膚變得很白皙，前後判若兩人。

在炎熱的夏天裡，到海邊曬黑的皮膚，如果不趕快處理，很可能會長出很多的黑斑，皮膚也會老化很多。這時應該及時地使用自製的檸檬美白水，恢復皮膚的白皙亮麗。

2 檸檬果肉美白水

這是有一位讀者的經驗分享。

自幼，當醫生的爺爺就對我說，最好不要隨便地使用市售的化粧品，因為它們大半有可怕的副作用。有不少平常就抹著厚厚化粧品的女人，看起來固然很美，但是一旦洗掉臉上的化粧品，臉孔的皮膚總是泛黑，實在不好看。

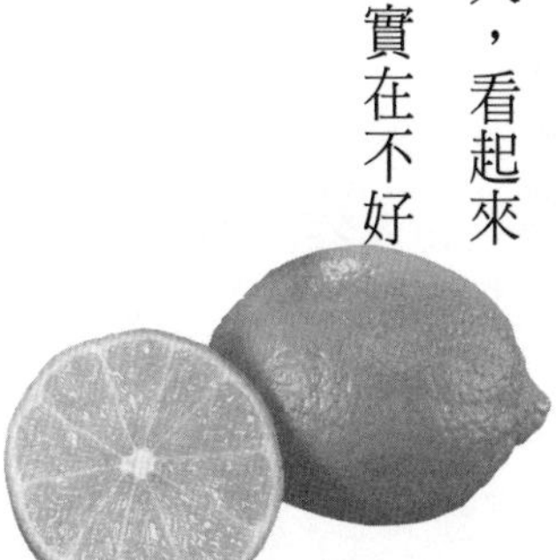

我在孩童時期，隔壁住著一位漂亮的阿姨。她衣著入時，臉孔很美。但是在某一天的早晨，我很偶然地看到她時嚇壞啦！原來她一點也談不上漂亮（因為沒有上粧）！

有了那一次的經驗，我盡可能地不使用市售的各種化粧品，而使用自製的檸檬美白化粧水。

這種化粧水的作法是阿姨教我的。

檸檬果肉美白水的作法

①兩個檸檬使用清水與刷子洗乾淨。
②檸檬的外皮切掉不用，只用果肉。
③把果肉切成小塊。
④買紫蘇，徹底地洗乾淨，濾乾水分，切成細片。

⑤把切好的檸檬果肉以及紫蘇葉放入玻璃瓶裡面。

⑥倒入三百cc的清酒，栓緊瓶蓋。放入冰箱冷藏三個月。

⑦三個月後取出，使用紗布過濾，檸檬果肉與紫蘇扔掉。

⑧把濾過的檸檬美白水重放回玻璃瓶裡面，如此就大功告成，可以使用了。

這種檸檬美白水作法稍有不同，那就是，檸檬美白水必須放置於冰箱裡三個月後才可以使用。

唯有如此，才能夠讓檸檬的精華完全溶解於清酒裡面。

在洗臉、洗澡後，都使用檸檬美白水塗抹臉孔、頭部，以及手腳。自從使用檸檬美白水後，可感覺到血液循環似乎也變好了。

外出時，在塗抹檸檬美白水後，只使用粉撲拍打一些粉而已，不必塗抹任何的化粧品。

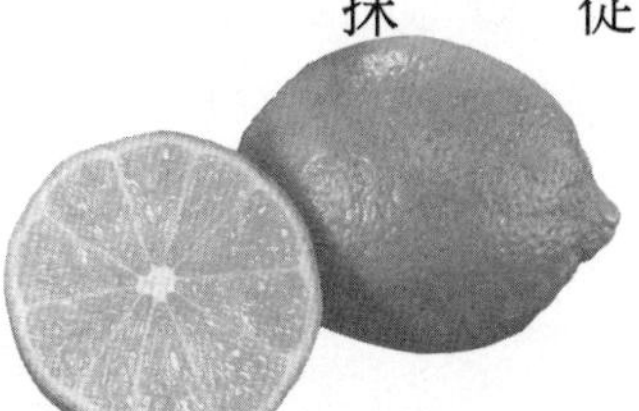

從外面回來後，可立刻洗淨臉，再塗抹一些檸檬美白水。

這種自製檸檬美白水在春、夏、秋三季都很適合使用，不油不膩，讓人感到清爽。但是到了冬天，由於氣溫低、風冷，在這種狀況之下，皮膚就會感覺到不勝負荷。這時最好到化工材料行購買甘油，適量地加入檸檬美白水裡面。只要經過如此處理，皮膚就能夠更加一層有效保護，不怕寒風的侵襲。

以下是一位女性的使用經驗分享：

我今年已經四十五歲，可是我的皮膚很好，沒有黑斑、皺紋、暗沉，尤其是眼尾連一條皺紋也沒有。

附近的人都叫我林小姐，就連比我年輕很多的人也叫我林小姐，讓我感到很不好意思。不知就裡的人，都說我是三十歲左右呢！

最值得一提的事情，是我在年輕時皮膚相當地黑，那時有不少人叫我為黑人婆，而我也一心一意在抗黑，盡量不去曬太陽，出外一步就要撐陽傘，但是皮膚仍然未轉為白晰，一直黑黑的。如今，皮膚已經變得很白晰，有時偶爾曬一些太陽也不會變黑，仍然白白嫩嫩的。

我時常騎著機車到處跑，但是很不容易曬黑，實在讓人感到不可思議。

大家都知道檸檬含有很豐富的維生素C、果膠等，具有美化皮膚的作用。可是很少人知道，清酒除了飲用以外，也是一種很良好的外敷藥物。它能夠消除潰瘍或者外傷等發炎症狀，並且又能夠滋潤皮膚。

清酒本身就是一種很好的外傷藥，又具有消炎作用，怪不得它與檸檬相配之後，能夠發揮出那麼大的美膚威力。

3 老奶奶檸檬美白水

以下是「老奶奶檸檬美白水」的由來和作法。

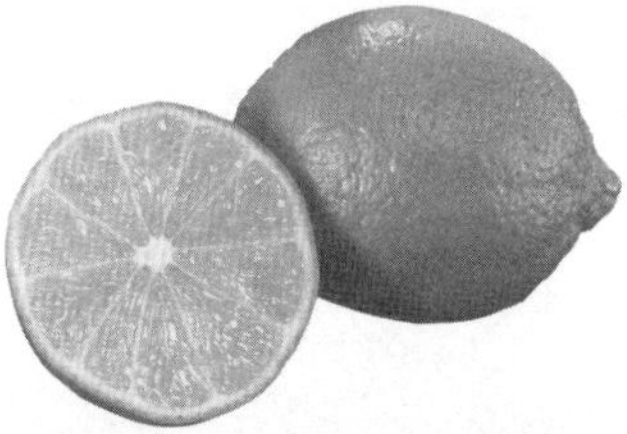

這十年來，我一直使用自己製造的檸檬美白水，從來就不使用市售的化粧品。

在平時，我是絕對不化粧的。只要早晚洗臉後，塗抹自己製造的檸檬美白水，有很多人如此地對我說：「一整天，妳的臉都好像剛洗過似地！」

其實在年輕時，我因為好動，曬太陽的時間過長，又不懂得保養，所以皮膚談不上白，可以說相當地黑呢！

我在內心裡一直感到很驕傲，的確，我的皮膚稱得上美白光滑，看起來確實比實際年齡年輕。

我之所以使用自製的檸檬美白水，乃是受到一位鄰居老奶奶的啟示，那時我非常地感動。

大約在十年前，那一位老奶奶已經七十歲。但是她的皮膚非常地光滑美白，看得我非常地羨慕。

有一天，我忍不住問她，她終於吐露，自己已經使用自製的檸檬美白水長達數十年。聽到她如此地說，我非常訝異：難怪，她的皮膚跟年紀不相符。於是，我就請教她如何地製造「檸檬美白水」。

這位老奶奶現在已經八十歲啦，但是她看起來比實際年齡年輕很多，皮膚仍然很美。

老奶奶檸檬美白水的作法

①剝下二十個綠檸檬外皮（只使用外皮，儘量是綠皮的部份）。
②檸檬皮剝下後，先浸一夜的水。浸一夜後，就可以去掉果皮上的雜質。
③倒掉水，使用乾淨的布擦乾。
④再把檸檬皮稍微切小塊。
⑤把檸檬皮、清酒、甘油全部放入玻璃容器裡面。
⑥放置於太陽光照射不到的地方。

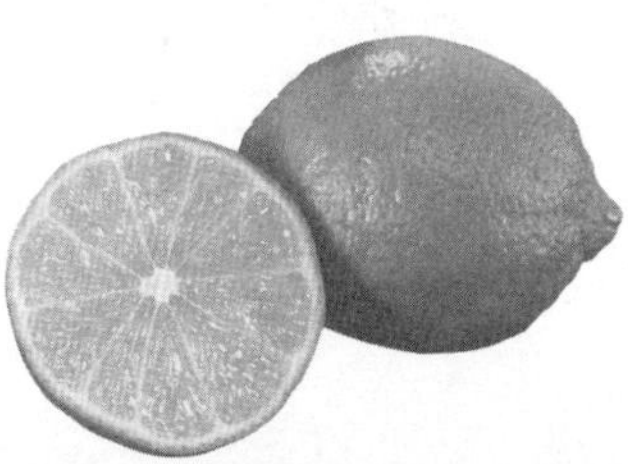

如此放置三個月後就會變成琥珀色。在三個月後，酒精的成分還很強烈，如果你的皮膚可接受，可嘗試開始使用。如果你比較喜歡溫和感覺，那就不妨放置長久一些。

不過別忘了，在使用以前，必須先使用紗布過濾，把檸檬皮都扔掉，只留下液體就可以了。

我為了使檸檬皮的成分完全地被釋出，每一次都要放置半年之後才使用。

待半年後，使用紗布濾過，至於那些殘留下來的檸檬皮扔掉也可以。如果你認為扔掉可惜，那就把它們放入洗澡水裡，用來泡澡。

在還沒有使用檸檬美白水以前，我的臉上長了不少黑斑。不過，在持續使用檸檬美白水兩個月後，那些黑斑就消失得一乾二淨。

如今，我的皮膚不但變得很白皙，再也沒有長出任何的面皰、斑點之類，化起粧來格外地容易。

我們的皮膚有活生生的細胞，以及已經死去的角質層，水分就在這兩者之間被保存著。不過，若是角質層不潤澤而乾燥時，皮膚就會龜裂。為了防止這類情況發生，皮膚有分泌油脂的皮脂腺。這種油脂跟汗水混雜之後，將在皮膚上面產生一層保護膜。

自己製造的檸檬美白水，最為單純不過了。它不含任何的化學藥物，因此不會刺激皮膚，不僅如此，還會發揮它的滋潤作用以及美白作用哦！

如果覺得檸檬檬美白水塗在臉上刺刺的，發生紅腫或發紅的情形，甚至發癢或發熱，請趕快用清水沖洗乾淨。這可能代表你的皮膚對檸檬過敏，不妨加水稀釋檸檬美白水再試試看，如果還是有刺痛、發癢、發紅的情形，或許表示檸檬水不適合你的皮膚。請不要勉強哦！

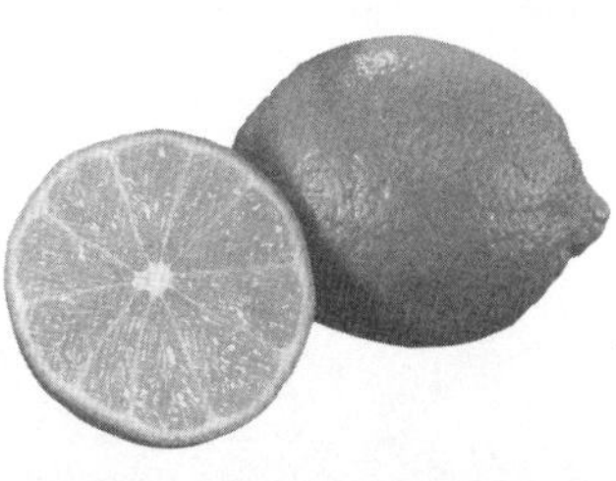

第 5 章

檸檬水的健康、美容實例

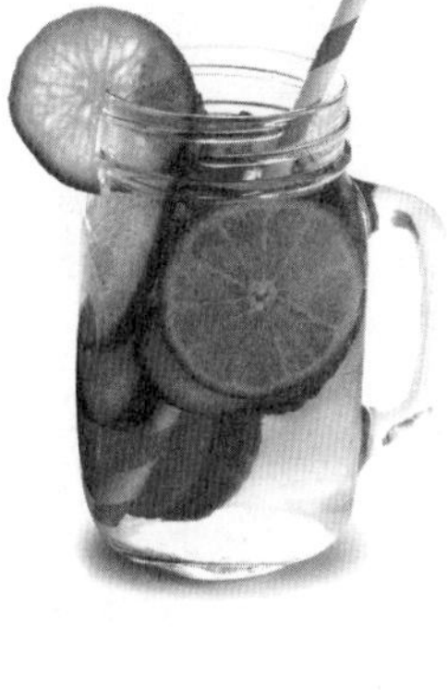

第1例　中性脂肪降低了很多

新鮮檸檬擠出的原汁，再利用冷開水稀釋的檸檬水，其效果非常驚人！我在飲用一小段時期之後，不僅長年以來的苦惱——高脂血症獲得很大的改善，同時還減輕了不少的體重。

我在去年秋天開始飲用檸檬水，這種喝法也是透過同事的介紹才知道的。我每天喝二、三次的檸檬水。早晨在吃飯時喝一次，大約一百五十cc。到了吃晚飯時再喝一次。中午那一次，我因為還在公司工作，都是購買檸檬原汁，使用冷開水稀釋成五、六倍再飲用。

大約飲用檸檬水三個月後，我感覺到原本累積的疲勞減輕不少。同時到了早晨都能夠在愉快的心情下醒過來。我本來的血壓很低，最大血壓在一百左右。正因為如此，起床變成一件很痛苦的事。

自從飲用檸檬水以後，只要睡一晚，前一天的疲勞就能夠完全消除。在以前，早晨醒過來以後總是會在床上賴十多分鐘才能夠下床，現在則可以在眼睛睜開時就輕鬆下床。

自從喝了檸檬水以後，體重也開始緩慢的減輕，每個月大約平均減輕一公斤。我的身高為一七〇公分，體重為七十公斤。在三個月內就減輕了四公斤，變成六十六公斤。

從七、八年前開始，我的中性脂肪偏高，將近有五百 mg/dl。不過，有益人體的膽固醇卻比正常值低。或許這跟我喜歡吃甜食有關係。自從喝檸檬水以後，由於減輕了四公斤體重，我有點擔心，為此到醫院接受血液檢查。一檢查以後，才知道本來有四八八 mg/dl 的中性脂肪，竟然降低到一七〇mg/dl。

同時，原本偏低的對人體有益的膽固醇已經從三十五 mg/dl 上升到四十

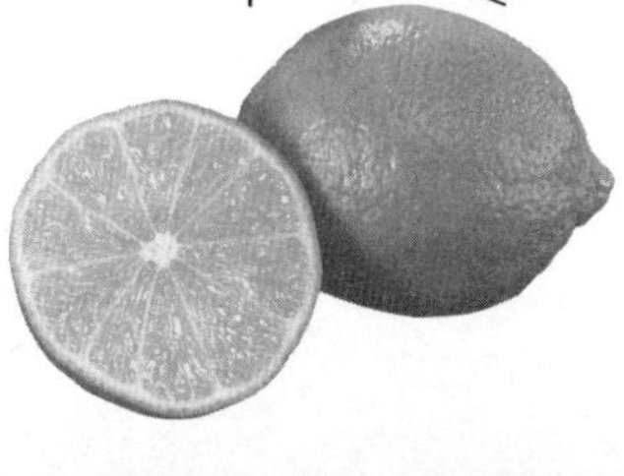

五 mg/dl。這一點叫我感到非常地驚訝。

喝檸檬水也有止痛的效果。兩年前我因為右腿的坐骨神經痛，以致走幾步路也感到很困難。有時候走大約一百公尺的路就要蹲下來休息三次。我去看診時，醫師說：「這種病可以開刀，但是相當地困難。你就暫且忍耐一下，看看情形再說罷……」

萬萬料想不到，不久以後我的頭部也疼了起來。不僅頭部疼痛，就連肩膀、手腕也感到疼痛。

在不得已之下，我只好一連三個月打止痛針。雖然打了止痛針，但是疼痛並沒有完全地消失，仍然時時會作痛。可是說起來有一點「邪門」，自從喝了檸檬水以後，那種疼痛就不再發生了。

正因為我喝了檸檬水，苦惱之源的疼痛就日漸地消失了，現在我的身體很健康。

第2例 消除肩膀痠痛

我在一家醫院當護士。我們似乎有永遠做不完的工作，整天忙碌得團團轉，每天的工作時間長達十二、三個小時。正因為如此，遇到休息的日子我都不外出，一直在家裡休息。

大約在一年前，護士長勸我飲用檸檬水。我內心一直在想：「喝那種酸溜溜的水能治病才有鬼呢！」不過，我還是抱著一絲希望喝了它，在早晚飯時各喝一杯。

持續喝檸檬水一段期間之後，我發現——它能夠大幅度地改善肩膀痠痛（護士的職業病）。

在喝檸檬水以前，我不但為肩膀痠痛所苦，頭痛也時常來折磨我，所以

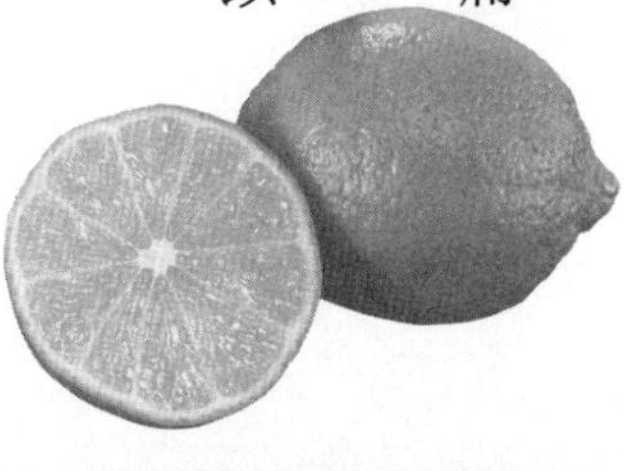

一直在服用鎮痛劑。

想不到喝了檸檬水約三個月以後，那些疼痛都消失大半。我認為很可能是我液循環變成良好的關係。

在以往，每當疼痛來折磨我時，我的表情也會跟著變得深沉。護士除了為病患服務以外，還必須鼓舞他們，這樣的情況令我困擾不已。如今我的笑容又回來了，病患們也認為我和藹可親多了。

除此以外，我的皮膚也美白了不少。在十年前，很多同事都取笑我是「年輕的歐巴桑」，最近她們卻改口說我是「白雪公主」。作夢也想不到，喝檸檬水會帶來如此大的變化。

第3例　變成纖腰美女

我教了半輩子的書，主要是教英文。有時我也兼任體育老師，每次看到女學生們的姣好身材時，我都會感到非常地羨慕，而我已經邁入不惑之年。

我在國中以及高中時代都是網球選手，在國三時我的身高為一六二公分，體重則一直保持六十公斤。進入大學以後，我就不再打網球了。很可能是肌肉萎縮，使得體重減輕到五十四公斤。

這以後，我又擔任國文教師，可是體重幾乎沒有什麼變化，一直維持五十四公斤上下的體重。

在那時，體重偶爾會增加，只要我控制食量，體重很快地就會減輕。正因為如此，我並不在意體重的變化。

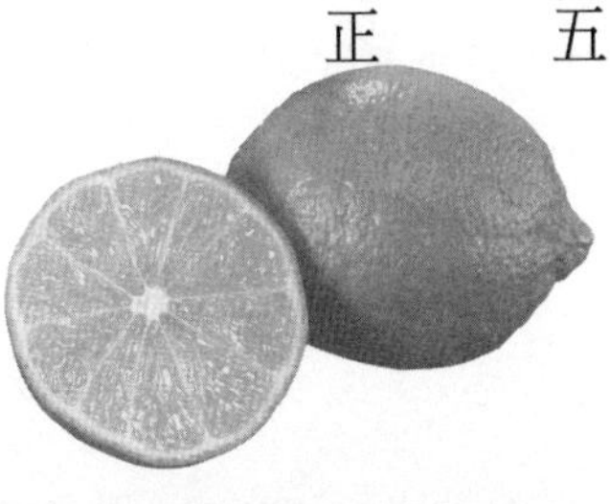

但是在邁入不惑之年以後，一旦體重增加，就無法再減輕，而且每年我總會胖一、兩公斤。所以在四十歲那一年，我的體重已經增加到六十四公斤。

可是，我的生活方式並沒有改變，只是體重一直在增加。我曾經好多次到醫院檢查，並沒有任何異常。醫師說：「妳可能是中年發福吧？妳最好注意飲食，再多多地運動。」

不過，冷靜想想，我的日常生活早就種下了肥胖的原因。教師的工作非常忙碌，又必須時常照料學生，精神方面的緊張焦慮難免。

最要不得的一件事情是，我一旦累積不安與焦慮，立刻會大吃特吃，而且會大吃甜點。

不僅如此而已，我在學校吃的午餐跟發育中的孩子相同。而且不能夠緩慢地吃，必須快速地吃完才行。那時，我的兩個孩子已經上了國中，我不必再費神照顧他們了。所以回到家裡後，運動的機會已經比以前少了。

於是我決心減肥。

剛開始時，減少食量，但是體重老是沒有減輕。我也試過市售的低卡路里食物。想不到如此一來，我變得很虛弱，沒有精神上課，到頭來只好放棄。我也試過有氧體操的減肥法，但是由於教書的工作很繁忙，只好在半途放棄。

這以後，我的體重仍然一直在增加。到了今年的春天，終於胖到六十六公斤。

我本來穿M號的成衣，如今則穿不下去，甚至要穿到XL。我擔任班級的教室在三樓，天曉得在爬樓梯時我都會氣喘如牛。

所幸，一位新來的年輕女教師教我利用檸檬來減肥。

這一位年輕女老師本來也很胖，誰知在喝檸檬水以後，她竟然在一個月內減輕了四公斤。

這種利用檸檬水的減肥法，最基本的方法就是在吃飯時各喝一杯（約二

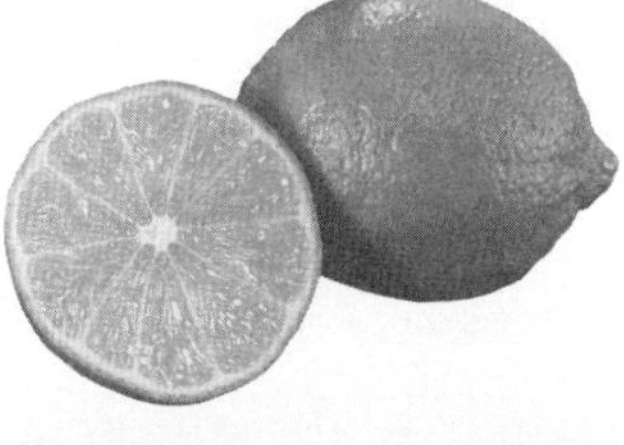

百cc）檸檬水。實在是一種又簡單又不耗費時間的減肥法。

我承認自己無法實行又麻煩又耗費時間的減肥法。如果只要飲用檸檬水，我是可以做到的。而且，檸檬又有助於美容，所以我決心試試看。

我在早晚餐時喝一杯檸檬水，每一次所喝的量大約有二百cc。若是比較寒冷的冬季，我就把用溫開水稀釋檸檬原汁喝。

我每天的工作量很多，從早晨忙碌到黃昏。但是只要一次購買比較多的檸檬就可以節省不少的時間，因為，我每天只要耗費幾分鐘榨出檸檬汁就可以了。

我自從飲用檸檬水減肥以後，僅僅經過了一個月左右，我就感到自己的味覺有了很大的改變。

在開始飲用檸檬水以前，我很喜歡吃油膩的食物，特別地喜歡甜食。就以乳酪蛋糕來說，一口氣就可以吃三塊，冰淇淋也可以一連吃兩人份。

現在，我卻變成喜歡吃清淡的食物，對於油膩的食物再也沒有興趣，食欲已經沒有往日的旺盛。

喝檸檬水的三個星期後，我量體重時發現自己的體重減輕了三公斤，變成六十三公斤。再隔一星期後，我又減輕了一公斤。在兩個半月後，總共減輕了六公斤，變成六十公斤。

再下來的那一個月，正好是學期末，我很忙碌，又頻繁地出席謝師宴，但是體重不僅沒有增加，反而再減輕了兩公斤，變成了五十八公斤。

到了暑假後的九月，我去購買了幾件新衣。現在我已經可以穿回M號衣服，甚至尺寸較小的也可以穿上了。

我感覺到消瘦最明顯的地方是腰圍，正因為如此，我已經可以穿有腰身的衣服。

在比較肥胖的那一段時期裡，我稍微運動一下身體就會感到疲倦，我認為可能已經接近更年期的關係。但是在實行飲用檸檬水的減肥法以後，那種倦怠的感覺就消失了。

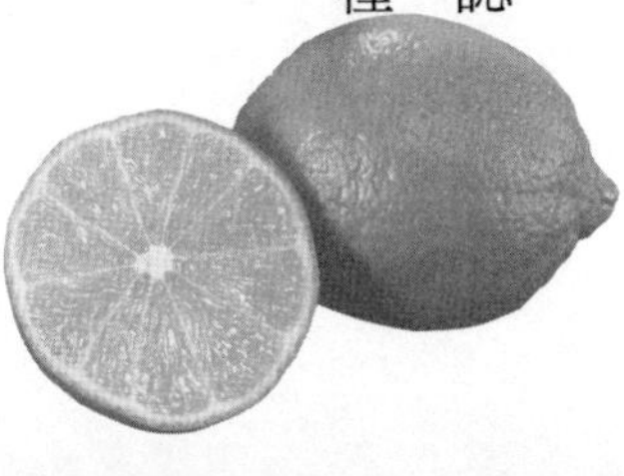

減肥成功以後，我的身體變得很輕盈，從一樓走到三樓的教室再也不會感到氣喘。

這種飲用檸檬水的減肥法沒有副作用，也不會再度復胖，叫我感到很高興，所以連心情也變好了許多。現在，我的體重還在緩慢地減輕，我認為只要持之以恆，恢復到十年以前的體重也不是不可能的一件事情。

第4例　皮膚暗沉與黑斑都不見了

我在二十五歲當新娘時，體重為四十七公斤（身高為一五六公分）。可是在十年後，竟然胖到六十一公斤。

我生了三個孩子，每生一個孩子就會再胖一點，而且一肥胖以後，不管我再如何地努力，還是瘦不回來。

那時的我很天真，以為懷孕以後必須攝取很多的營養，以致拚命地吃。如此地大吃特吃以後，我的體重總會增加十公斤以上。不過，我還是天真地認為：只要把孩子生下來，體重就會恢復正常呢！

天曉得生產後經過三、四個月，體重只能減輕五、六公斤。生了第二、第三胎後亦復如此，所以就越來越胖了。

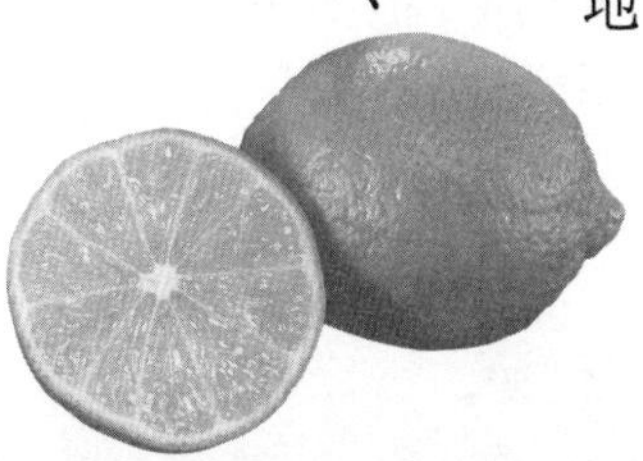

我在想，我之所以無法減肥，還有其他的原因，那就是飲食生活沒有規律，吃吞得太快速，而且又多吃點心。

家裡有了三個孩子後，一整天我連坐下來休息的時間也沒有，就連吃飯的時間也被剝奪了。我非得在很短的時間內吃完飯不可。

「吃得快」是肥胖的一個原因。而且又由於照顧孩子所產生的焦慮與緊張，我開始有了吃點心的不良習慣。

我因為必須照料三個孩子，不能從容地到市場購物，只好利用「宅急便」，每次都購買一星期份的食物。我又擔心食物不夠充分，所以必要額外地購買冰淇淋，以及甜點之類的食物。

到後來，食物都會剩餘不少，我又捨不得把它們扔掉，結果都被我吃進肚子裡面。

不僅如此而已，若是老公很晚才回到家裡時，我時常會陪他喝啤酒，並吃一些魚、肉之類的食物。

那時的我，食量之所以會那樣地驚人，想必跟育兒所導致的焦慮、緊張有關係。

一直到兩年前，我的小兒子進入幼稚園以後，我才有了一些屬於自己的時間。

那時，我每次到幼稚園接小兒子時，舉目所及都是一些體態窈窕的婦女，而且又打扮入時。我跟她們似乎是「不同國」的人，因為我不僅肥胖，而且為了掩飾胖嘟嘟的身材，一向都穿著寬鬆，非常地不入時。

如今，我的育兒階段性工作已經完成，所以我決心要甩掉身上多餘的肥肉，並且把自己打扮成漂漂亮亮的。

首先，我控制了點心的攝取量。同時翻閱各種雜誌，參考各種的減肥方法。

我認為最合適的是利用檸檬的減肥法。因為那些醫學刊物都報導說，只要飲用檸檬水（必須使用冷開水稀釋），不僅能夠減肥，同時也能夠美化皮

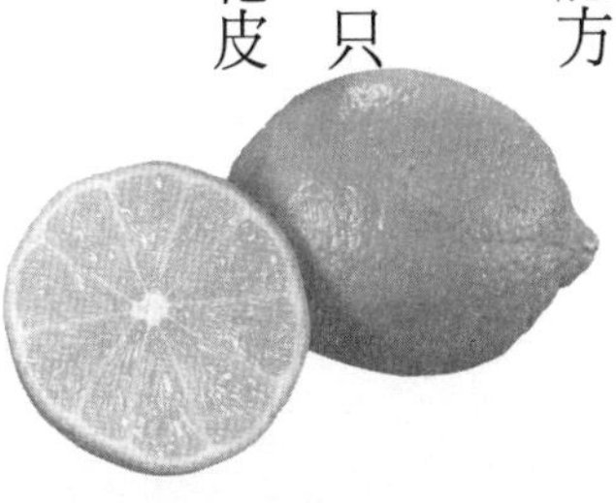

膚。那時，我非常在意臉上的一些黑斑以及暗沉。

我每天早晨都取用一個檸檬，把它對半切，再利用榨汁器榨出原汁，分成兩杯，每一杯加入約二百 cc 的冷開水，在晨昏各飲用一杯。

至於另外半個檸檬，我則用來當成沙拉淋醬，或者在烤魚肉時，利用檸檬汁調味。

每逢想吃甜點時，我都忘不了在吃完甜點後喝一杯檸檬水。

剛開始時，我有一些受不了檸檬的酸味，但是在一個星期後就習慣了。而且在習慣於喝檸檬水以後，不知怎麼搞的，我再也不想吃甜點了。

我在喝檸檬水兩個星期後，感覺到身體好像變輕盈了一些。經過一個月後，量體重發現減輕了兩公斤。

這以後，我的體重也持續地在減輕；在半年後的今日，已經減輕到四十八公斤。

我不但減輕了不少的體重，還獲得了一個很大的好處，那就是臉上的黑斑變得很淡，至於皮膚上面的暗沉則完全地消失，皮膚白多了。

在開始飲用檸檬水的兩個月後，我就感覺到皮膚有很大的變化。本來，由於做家事而變得粗糙的皮膚，一天比一天地變得光滑美白。

久未謀面的朋友們在看到我時都異口同聲地說：「妳變苗條了，皮膚也白皙亮麗了很多。」聽到她們如此說，我對自己的外表充滿了自信。

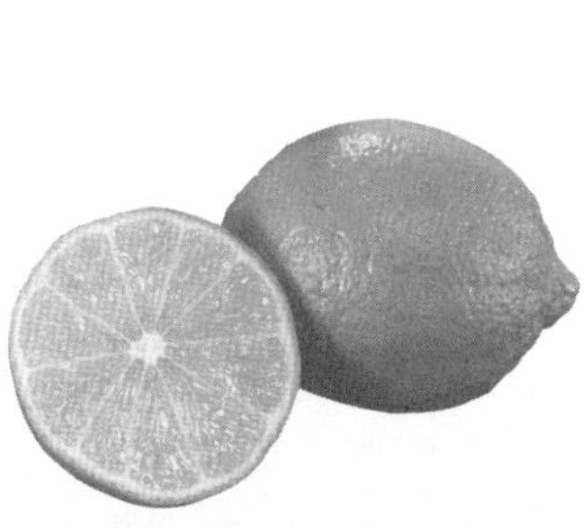

第5例　膽固醇降低

任何人都想青春永駐，身體永遠健康，我當然也不例外。但是在過了四十五歲以後，我的皮膚就逐漸地失去光澤，開始長出了斑斑點點。就連頭髮也失去了光澤，逐漸地變得像枯草一般地難看。

而且，我一向喜歡甜食，愛吃油膩的食物，所以到醫院接受健康檢查時，醫師說我的膽固醇偏高，叫我要注意飲食。

可是我又不知道如何著手。那時，我當護士的妹妹叫我喝檸檬水看看。這種使用檸檬原汁稀釋的飲料，實在很難喝，但是我在三餐吃飯時都喝大約二百cc，從來就不加糖。

喝檸檬水的效果很快地就出現了，僅僅在經過大約五十天以後，我的皮膚就變得很光澤。以前的粗糙不見了，洗完澡之後，不必像以前一般塗抹油質的冷霜。

持續地飲用檸檬水十個月以後，我再度到醫院驗血時，膽固醇恢復正常了。

在去年，我一直為過敏而苦惱不已，今年則在完全不使用藥物之下，平平安安地度過。頭髮也變得光澤許多，而且再也不容易感冒了。

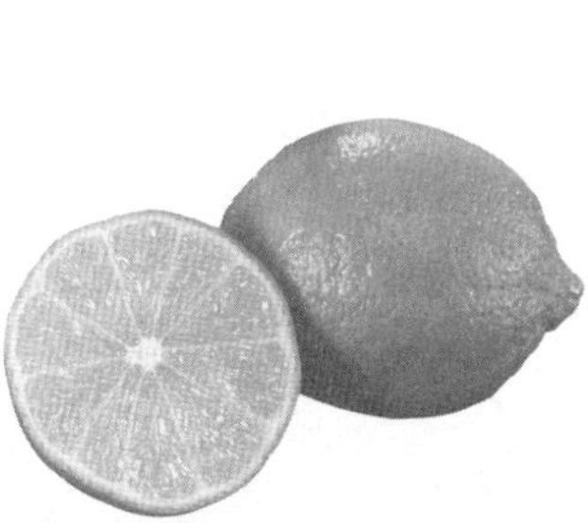

第6例 解除便祕，消除脂肪

在以前，我對自己的健康非常有自信。看到同輩的人為各種疾病所苦，我時常在內心裡嘲笑她們，一面又慶幸自己的健康狀態很良好。

想不到美景不再，在五十歲那一年，我到醫院作健康檢查時，醫師說我的膽固醇值高達二五五，相當地高，已經超過了正常的範圍。

從那時開始，我的皮膚狀況也一天不如一日，使我痛切地感到年老已經逼近，內心裡感覺到很悲哀。但是我又不知道如何地解決這個問題，內心裡很苦悶。

所幸，當我對一位熟識的美容師透露心聲後，她推薦我試試檸檬水。

她又特別地叮嚀我絕對不能加糖。天曉得我一向很怕酸，看到了檸檬就會發抖，所以在剛開始時，我在檸檬水裡加了一些糖，沖淡那種酸澀的味道。

大約經過一星期後，我就完全地不加糖，在每餐喝大約二百cc的檸檬水。因為那一位美容師一直在強調效果很不錯，所以我就持續地喝下去。

我已經罹患了好多年的便秘，差不多三天才上大號一次。想不到在持續的飲用檸檬水十天以後，便秘狀況就完全地消除，開始能夠每天按時地上大號。

便秘警報解除以後，早晨就能夠在很爽快的心情下清醒，不會感覺到疲倦，身體變得很輕盈。

同時，我很在意的膽固醇值也逐漸地下降，在一年後接受檢查時，已經下降到二一五mg/dl，進入了正常的範圍。

更叫我感到驚訝的一件事情，不外是粗糙的皮膚已經不復存在了。

遠在好多年以前，我的臉上就莫名浮現許多的黑斑，久久地不消失。現

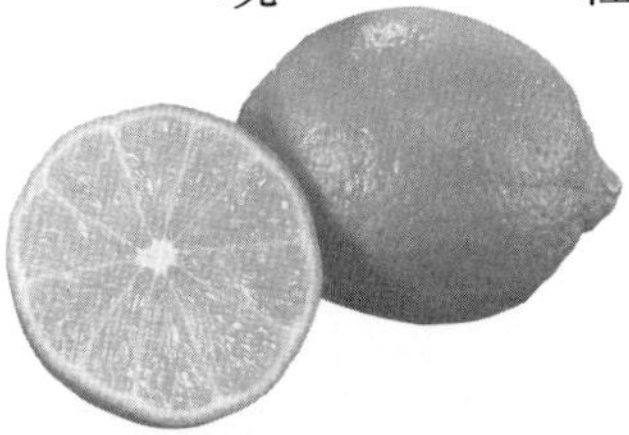

在，那些本來褐色的斑已經變得很淡，如非仔細地看，幾乎已經看不出來了。

在以前，我因為皮膚不好，只能穿顏色深的衣裳，現在我已經可以穿上淺色以及中間色的衣裳。

由於身體狀況變好，我做起各種運動來都能夠得心應手。現在我已經在教一些社區的老人們運動。

第7例 肝炎大幅改善

去年的五月，我在老公的慫恿下，到一家綜合醫院接受肝炎檢查。

我在二十歲那一年罹患過嚴重的貧血，為此而接受了輸血。不過，自從那次以後我一直很平安，二十幾年來不曾罹患過大病，只生過幾次小病而已。

不過，在四十五歲以後，我的身體稍微有了變化，感覺到很容易疲倦，時常有肩膀痠痛以及偏頭痛的症狀發生。

我認為這是年紀大了以後不可避免的現象，並不怎麼在意，但是我的老公說最好接受一次檢查。

想不到在檢查之後，竟然是陽性反應，HCV抗體的數值為八八·九。

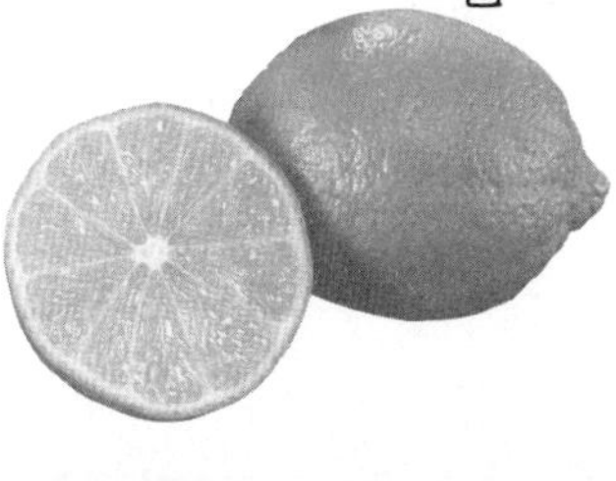

如果置之不理，不但會罹患C型肝炎，甚至很可能導致肝硬化或者肝癌呢！聽醫師這樣說，我於是同意接受治療。

首先，醫師說必須注射能夠保護肝臟的藥物。但是為此，必須每天都到醫院一趟。對於好幾十年來未曾上過醫院的我來說，這是一件相當痛苦的事情。

開始打針後的一、兩個月後，有人對我說，喝檸檬水能夠清血。

有一次，醫師檢查我的血液時，讓我透過放大鏡觀察自己的血液。那時，我的血液狀態比我想像得更糟，紅血球好似被壓扁一般，而且又黏貼在一起。也就是說，血液呈現非常混濁的狀態。

據說，檸檬水能夠淨化血液，並且又能夠提高新陳代謝。我想，它可能對C型肝炎有效，於是開始在早、午、晚餐時各飲用一杯（約二百cc）。

自從喝了檸檬水以後，我感覺到自己的身體狀況一天比一天好了起來。最明顯的一點是，我再也不會累積疲勞；一天所累積的疲勞，只要睡一夜就可以完全地消失。

在以前，我只要到市場購物，回家之後就會感覺到很累，必須躺下來休息一陣子，才有力氣去做別的事情。現在我在購物回來以後不需要休息，立刻就可以去做別的事情。

我的老公最近時常說：「妳最近不再嘆氣啦……」我自己並沒有察覺到這一點，不過據我老公說，以前的我時常在嘆氣。

在飲用檸檬水大約三個月後，我再也不會嘆氣了。

因為我的身體狀況很不錯，對自己的健康有了自信，在三個月後，我再一次接受肝炎檢查。

結果，肝功能的數值降低到十．四，只有以前的八分之一。僅僅在三個月之內，而且又在不服用藥物之下降低到這種地步，實在非常不可思議。

醫師也非常訝異，他說既然降低到這個數字，那就不必投藥，觀察一段時間再說。

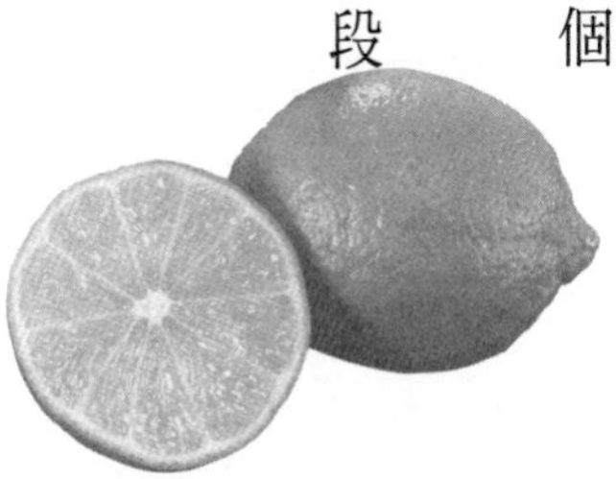

那時我心中的興奮度實在很難用言語表達出來。

當然啦，這種數值還不能叫我完全放心。不過，我認為只要持續地喝檸檬水，數值一定會更為下降。

檸檬水的效果並非只有如此而已。以前我的皮膚又乾又粗，化起粧來非常地耗費時間。如今由於皮膚的狀況大幅度地改善，化粧變得格外容易，不必耗費太多的時間。

第8例 貧血改善，子宮肌瘤變小

兩年前，我第一次接受身體檢查時，醫師說我有貧血症狀，同時也發現了三個子宮肌瘤。其中兩個很小，只有三公厘大小，但是另外一個卻有三公分。

「子宮肌瘤」這四個字時常聽到，但是作夢也想不到自己會罹患這種病。

不過，在冷靜地思考以後，我發現以前就有幾個徵兆，只是我並沒有把它們放在心上而已。

我每次生理期時都非常不願意外出，原因是出血量多得嚇人！而且下腹部必定會疼痛，叫我感到非常地煩惱。

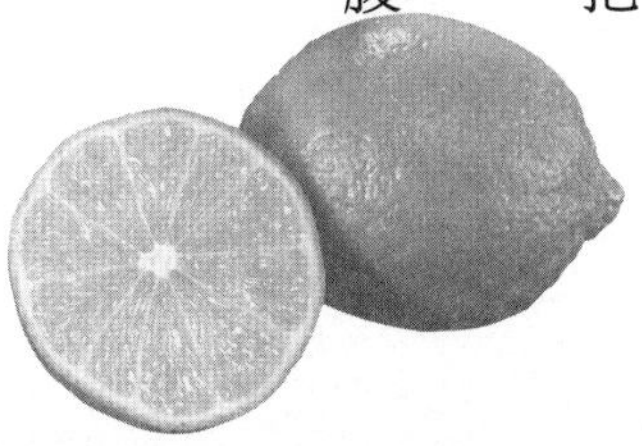

在三年前的某一天，逛街時看到不少人在捐血，我也想捐血，可是一位醫護人員叫我不要捐血，於是想起來很可能與子宮肌瘤有關聯。

我去看醫師，醫師說必須觀察一段時期，給我一個月份的藥物。我看了那一大堆藥，內心感覺到有些不安，很害怕它們會帶來某種副作用。

正當我感覺到不知如何才好時，一位女同事叫我每天吃一個到一個半的檸檬。首先把一個半的檸檬榨出原汁，分成三杯，再利用冷開水稀釋。如此大約可獲得三杯一百五十到二百cc的檸檬水。

我在吃三餐時各飲用一杯檸檬水，剛開始時實在受不了檸檬水的酸澀味，加入了少許的果糖。待稍微習慣以後，再也不加入果糖，只飲用單純的檸檬水。

持續地飲用檸檬水兩個月以後，我再到醫院接受檢查。

事實上，我並沒有服用醫師給我的那些藥物，因為我害怕藥物所產生的副作用，所以我很擔心醫師問起。

因為我根本就不曾服過藥，所以在內心裡已經準備好要聽醫師對我宣告壞消息。

想不到結果完全相反！

醫師說，那一顆三公分大的肌瘤已經變小了！聽了醫師這麼說，我嚇了一大跳！

醫師很可能認為藥物發揮了效力，所以他又給我一個月份的藥物。其實我不但沒有服用醫師給的藥物，更沒有接受其他的治療。在這種情形之下，必定是喝檸檬水所帶來的效果。

從這個時候開始，我的身體狀況也變得非常好；以前我只要做一些家事，立刻就會感到勞累不堪，非得休息一段相當長的時間不可。若是跟朋友們外出時，只要稍微走一段路就會感覺到上氣不接下氣，所以，她們都會很關心地問我：「妳怎麼啦？什麼地方不舒服？」

現在，我彷彿長出了翅膀似地，渾身感覺到很輕鬆。

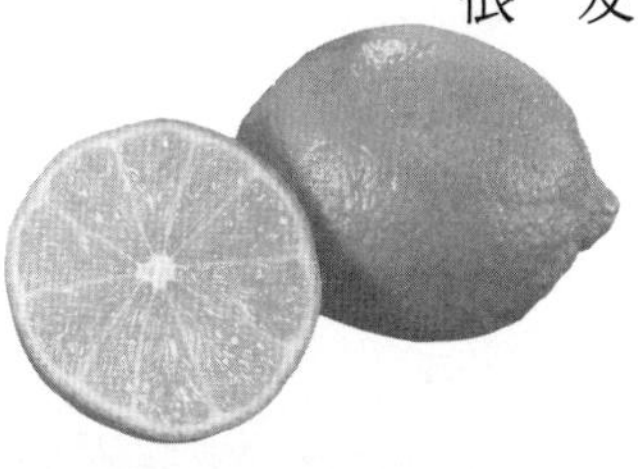

至於生理期的出血量方面也比以前少很多了，光憑這一點就叫我感覺到身體比以前強壯多了。

到五月上旬又接受第三次檢查的結果，我的子宮肌瘤已經縮小到一公分以下，而血紅素的數值也已經進入正常值，貧血已經改善了很多。

第9例 身體脂肪率減少百分之十

我的身高為一五三公分，體重有五十五公斤。很可能是由於罹患嚴重便秘的關係，我雖然服用過多種的減肥藥，但卻是始終瘦不下來。我也試著減少食量，但是對減肥完全沒有幫助。

我的體脂肪率達到三十四%，實在是高得離譜。很多人警告我說，如此高的體脂肪率實在很危險，提議我多運動。很遺憾的是，我很不善於做各種運動，而且又沒有運動的時間。

在一年以前，我很偶然地碰到久未謀面的高中同學時，她教我使用檸檬水的減肥方法。

我那位同學就是以這種方法減輕了八公斤體重，也大幅度地降低了體脂

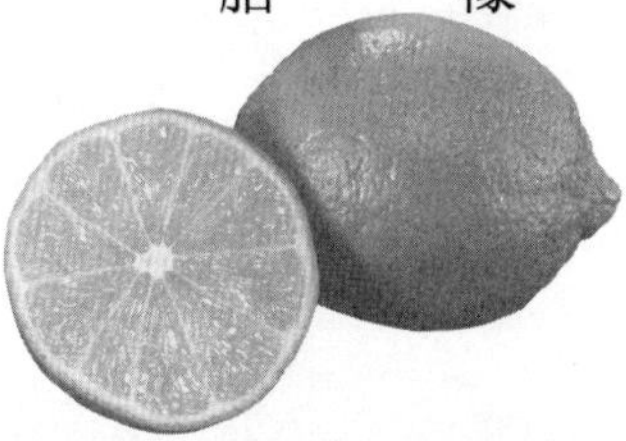

肪率。

方法是使用大約一千cc的冷開水，加入約十五～二十公克的檸檬水原汁，充分地攪拌以後，分成三等分，再放入冰箱裡，在吃三頓飯時各飲用一杯。

怕酸的人，可以加適量的糖，或是放置於冰箱裡面，檸檬水酸度就會減少很多，所以我都是先把它放入冰箱裡冰一段時間再喝。

喝了這種由檸檬水沖泡的飲料不久以後，我的排便情形立刻改善了許多。

本來，我大約四天才能夠上大號一次，肚子時常感到飽脹，又有些微的口臭。大約在一星期後，逐漸地由二～三天上一次大號，變成每天都能夠按時地上大號。

隨著排便情形的好轉，肚子的飽脹感也在無形中消失，口臭也不藥而癒。

喝了檸檬水沖泡的飲料之後，我在每餐吃完飯後就會流出不少的汗水，這是以前所沒有過的現象。不過，除了這一個特點以外，我的食量並沒有什麼改變。經過一個月後，我的體重減輕了一公斤，半年後的今天，總共減輕了七公斤，變成四十八公斤。

關於體脂肪率方面，在開始喝檸檬水沖泡的飲料以前為三十四％，現在已經降低到二十四％。

因為體脂肪率降低了很多，我再到醫院接受健康檢查時，醫師就不再說什麼了。

我的弟弟差不多跟我同時喝檸檬水減肥，不過，他的減肥速度比我快速，僅僅在五個月內就減輕了十一公斤之多！

我的弟弟身高為一六八公分，體重為七十七公斤。僅僅在五個月後就減輕到六十六公斤，好像變成了另外一個人似地！他有如鼓一般的肚子縮了進去，背部的贅肉也完全消失，臉孔不再浮腫，身體變得苗條不少。

我弟弟因為肥胖遲遲沒有結婚，減肥以後，他很快地找到了對象，最近

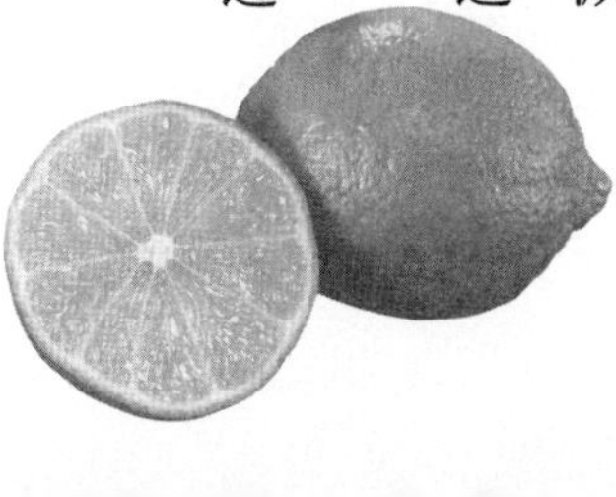

就要結婚。

根據他的說法，自從開始喝檸檬水之後，他再也不喜歡吃甜點。

弟弟也跟我一樣，自從喝檸檬水以後，非常地容易流汗，而且流出的汗量很驚人。一家人在冷氣房裡團聚時，只有弟弟一個人在流汗。

他每隔兩星期量一次體重，並且做記錄。根據他的記錄，最初的兩個星期瘦了三公斤，再來的兩星期瘦了兩公斤，一個月就瘦了五公斤。

因為一個月就瘦了五公斤，到了第二個月，我的弟弟並沒有積極地在喝那種飲料，所以在那一個月裡才瘦了一公斤。

這以後，他又開始每天按時地飲用檸檬水沖泡的飲料，所以第三個月瘦了兩公斤，第四個月又瘦了兩公斤。總共減輕了十一公斤之多！

他的體脂肪率本來為三十％，如今減少了七％，降低到二十三％。我弟弟肥胖時的照片看起來跟現在相差很多，所以我提議把以前的照片燒掉，不要讓他的女朋友看到。

檸檬水有很豐富的維生素C，此種維生素能夠利尿，並且能夠清血，使血液循環暢通，所以對減肥非常有效。檸檬水也含有很多的鉀，所以對消除水腫型的肥胖很有效。

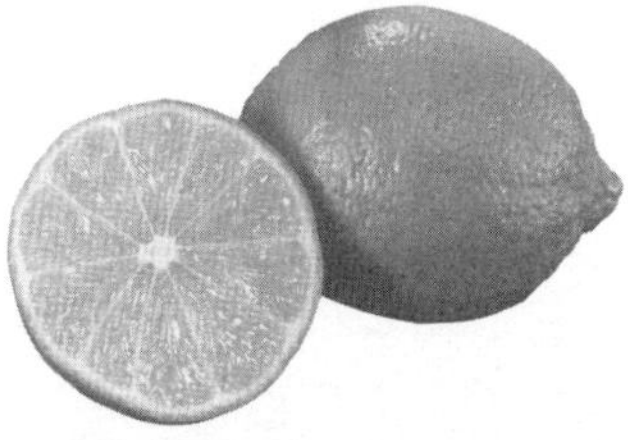

第10例　肚子周圍的肥肉完全不見了

我最討厭自己肥大的肚子，雖然其他的部分也嫌肥胖，不過並非很顯眼。我在半年前開始喝檸檬水。在喝以前，我第一次測所謂的體脂肪率，想不到只有三十％，比我預料中還低。

但是，這種體脂肪率還是偏高了一些；醫師說，還是降低一些比較好。

那時，我的體重為五十五公斤（身高一五〇公分），比平均體重重了一些。尤其是肚子很大，很難看。

開始喝檸檬水之後，僅僅經過了兩個星期，我就感覺到自己很容易流汗，尤其是肚子周圍感覺很熱，以致不停地冒汗。

在這以前，我最會冒汗的地方是腋下、臉部，至於肚子一帶則根本就不會流汗。我看過很多減肥報導都說：「身體的脂肪必須大量地燃燒，如此方才可以有效地減肥。」很可能是我的腹部的脂肪開始燃燒起來了吧？

大約持續地喝檸檬水三個星期後，我開始感到肚子飽脹，所以食量很自然地減少了。我本來都吃一碗半的飯，現在則只吃一碗就會感到很飽。而且再也很少吃脂肪多的肉類，甚至油炸類食物也完全不吃了，反而多吃了一些蔬菜之類。

在最初的一個月，我的體重減輕了三公斤，第二個月減輕兩公斤，兩個月內總共減輕五公斤。本來有五十五公斤的體重減輕到五十公斤。關於體脂肪率方面，在兩個月後降低到二十四%，整整下降了六%。

最叫我高興的是，我肚子一帶的肥肉完全地消失。以前，我站著淋浴時，朝下只能夠看到凸出的肚皮，現在則已經可以看到腳趾了。不僅是下腹部，就連胃部也凹下去不少。由於整個腹部都凹了下去，腰部變得纖細很多，以前的裙子變得很寬鬆，根本就沒辦法穿。

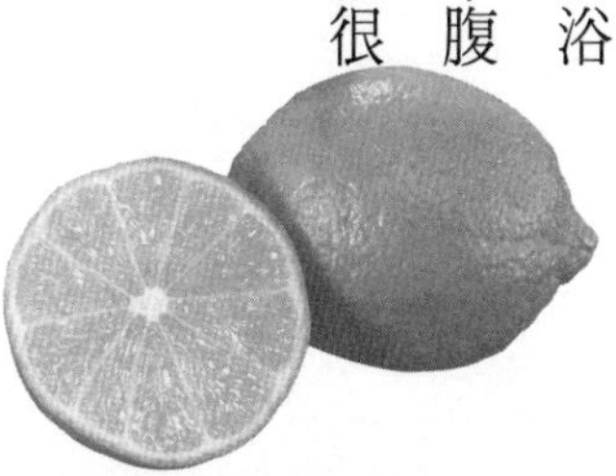

同時，我本來像圓盤子一般的臉孔也變小了。由於臉頰多餘的肉消失，臉變得尖了一些，下巴的線條就完全地浮現出來了。

由於體重減輕了不少，動作方面變得敏捷而快速，看起來精神比以前飽滿很多。以前每逢休假時，我老是想躺下來休息，現在我因為感到渾身有力，所以喜歡到處跑。

因為在夜晚能夠睡得很熟，早晨能夠在愉快的氣氛下起床。最近，很可能是我肚子一帶的脂肪被除掉了，所以在喝檸檬水之後，肚子一帶就不會再冒汗了。

第11例　高血壓變正常

我很少生病，健康情形還算不錯。如果要說有什麼美中不足的地方，那就是血壓過高。

而且不僅我一個人而已，我的父母、兄弟們也為高血壓所苦惱。

我的父親在四十五歲那一年因腦溢血而病倒，我的母親也長年在服用降血壓劑。

我的弟弟也曾因為高血壓而引起腦梗塞。我自己對於高血壓方面也非常地害怕。在好多年以前，我的收縮壓已經達到一七〇，而舒張壓也在九十五上下。

醫師對我說過，只要血壓稍微升高，就要立刻服用降血壓劑。可是我聽

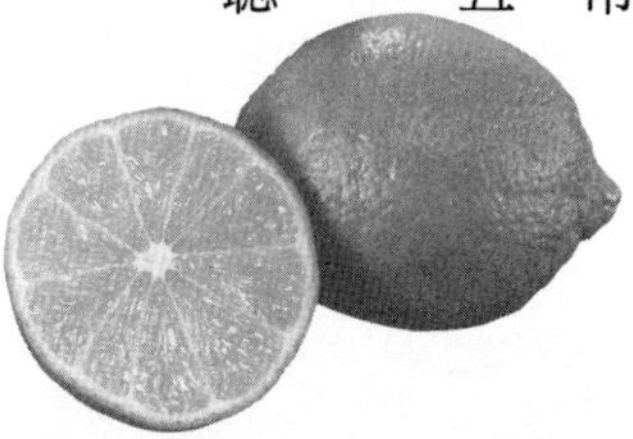

人家說過，一旦服用降血壓劑就一生擺脫不了它，所以我一直沒有服用。

因為我不想服用降血壓劑，所以去找另外的一位醫師。想不到，這一位醫師並沒有要我服用降血壓劑，所以我很慶幸自己的判斷並沒有錯誤。

我很高興自己碰到好醫師。那位醫師叫我注意飲食，並且叫我每一個月到醫院量血壓一次。就如此又經過了四、五年。

不過，所謂「注意飲食生活」方面，我並沒有做任何特別的事情，只是注意別過度攝取鹽分而已。

儘管做到這種地步，我的血壓仍然居高不下。

所幸，在偶然的一個機會裡，我開始飲用檸檬水之後，我的血壓就開始有少許的變化。

在大約一年前，我偶然在鬧區碰到一位小學時代的同學。我跟他談到有關健康方面的問題時，曾經提起我的高血壓症狀。

那位同學在聽到我訴苦以後，對我說：「你就喝檸檬水看看。我以前也利用這種方式，擺脫了血壓高的煩惱。你可以使用檸檬榨汁，稀釋成大約五倍飲用。」

我決定試著喝喝看。

在喝檸檬水一個月後，我感覺到身體似乎比較舒服一些，頭部不會再感到疼痛，頭暈的症狀也不再發生。為了確認究竟有無效果，所以到醫院量血壓，發現收縮壓已經降低到一五三，舒張壓也下降到八十九。

雖然血壓並非下降很多，但是對於長年飽受高血壓之苦的我來說，這是一項叫我感到驚訝的變化。到今天為止，我喝檸檬水才不過一個月而已。

這一次的檢查結果叫我感到非常地高興，再經過一星期後，我等不及到醫院接受檢查，就到附近的西藥房量血壓。結果叫我更感到驚訝。

這一次，收縮壓下降到一三六，舒張壓也下降到九十，差不多已經進入了正常的範圍。

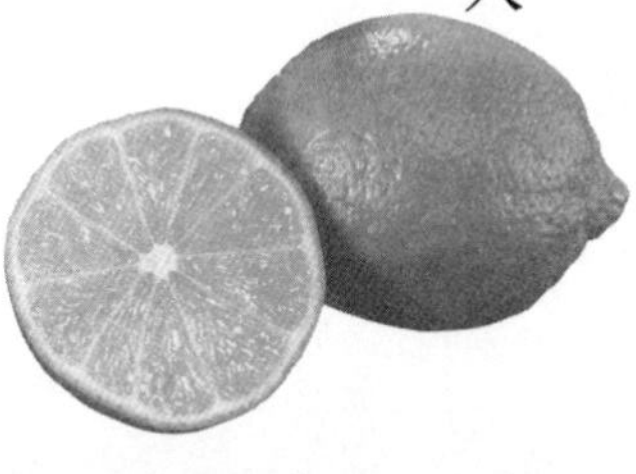

檸檬水很酸，一點也不好喝，但是它並沒有任何的副作用，光憑這一點就比藥物強多了。

第12例　舒解更年期症狀

我在幾年前就出現所謂的更年期症狀。天氣分明很寒冷，我的身體卻會在一瞬間變得很熱，而不停地冒出汗水。反過來說，有時候氣溫很暖和，我卻會渾身發冷，甚至發起抖來呢！

看到了我這種情形，我的老公感覺到很驚訝，便勸我去看醫師。看了醫師之後，才知道那是更年期特有的障礙。

有時候，分明沒有生病，卻渾身感到倦怠異常，一整天都沒有精神做事。後來才知道，這也是更年期障礙的一種。

如此經過了大約半年多以後，在偶然的一個機會裡，我聽到一位退休的護士提起，檸檬水對改善更年期障礙很有幫助。

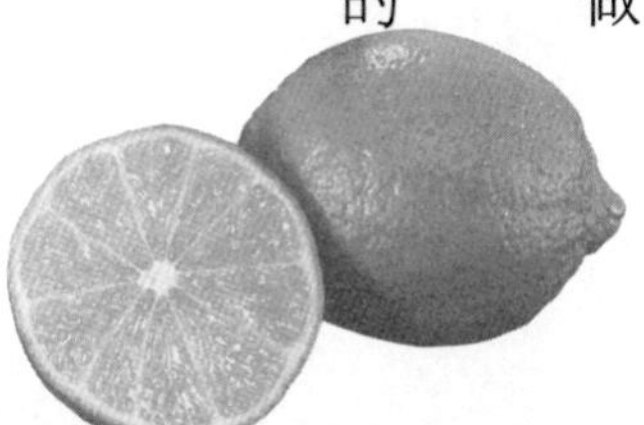

聽到護士小姐如此說法，我並不相信檸檬水有那麼大的療效。因為在這以前我試過很多所謂的健康茶，始終不曾收效。不過，我還是小試了一下。

我是在期望改善更年期症狀之下，開始喝起了檸檬水。剛開始時，我對它並沒有很大的期待，萬萬料想不到，全身的狀況真的好轉了起來。

首先是排便的情形變好了。在開始喝檸檬水以前，我有相當嚴重的便秘，三、四天不上大號是常事，有時五、六天才排一次便。萬萬料想不到，喝了檸檬水以後，僅僅經過一星期就能夠每天按時地上一次大號。

由於改善了便秘，皮膚狀況也因此變好了，粗糙的毛孔變得細緻，皮膚變得較有光澤。

我的母親一到冬天，渾身的皮膚就會發癢，也就是一般所謂的老人性乾燥皮膚。不過，自從她跟我一起喝檸檬水之後，皮膚的乾燥與發癢都消失了。

我的更年期障礙也沒有以前的嚴重了，已經好了很多。照這樣下去，我就可以很平安地度過更年期了。

這以後，我與母親將持續地飲用檸檬水，健健康康地過日子。

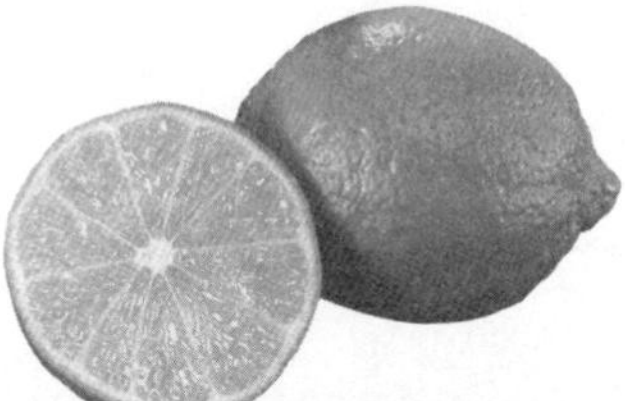

第13例　偏頭痛完全好了

這些年來，利用檸檬的健康法非常地流行。我看到很多人都是飲用檸檬汁。我在想，檸檬水難道是仙丹嗎？那麼，它對於我的偏頭痛是否有效呢？想到此，我決定試一下。

我每天喝兩次到三次的檸檬水。在早飯以及晚飯時各喝一杯，有時午飯時也喝一杯。

每天喝檸檬水以後不久，首先收到的效果是，排便的情形獲得大幅度的改善。

在這以前，我總是擺脫不了便秘的症狀，嚴重時一連四、五天都不會排便。遇到這種時候，肚子會脹得好大，連走路都會感覺到痛苦。但是服用瀉藥，肚子會疼得叫人受不了，所以我也不知道怎麼辦才好。

還好，在喝檸檬水大約一星期後，每天都能夠按時地排便，整個人感覺到好受多了。

由於職業方面的關係，我必須長時間地打電腦。尤其是工作量增多時，往往會引起偏頭痛。

那種偏頭痛特有的「咻咻」痛感，有時會叫人感到頭顱就要爆裂似地，叫人非常難以忍受。我服用過很多種止痛藥都無濟於事。

飲用檸檬水一段時期後，我竟然忘記了偏頭痛這一件事情，因為它長久不曾疼痛了，實在非常地不可思議。

自從喝檸檬水後，更發生了一件叫我感到驚訝的事情。根據醫師的檢查得知，這幾年來，我的總膽固醇值緩緩地在增加中。

不過，我的膽固醇值一向在正常的範圍內（二二〇以下）。想不到在去年的檢查時，它已經上升到二三〇，所以醫師叫我注意飲食。

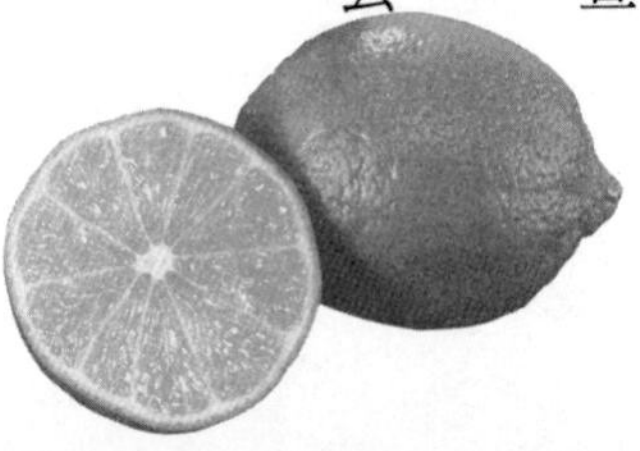

想使總膽固醇降低並非一件簡單的事情，我認為必須控制油脂的攝取才行，但是這件事情做起來並不容易。

這以後，我才喝起了檸檬水。到了今年的檢查時，我的總膽固醇值下降到二〇五。

在這一年之內，我並沒有為降低總膽固醇值而特別努力，只是喝了檸檬水而已。

只是這樣，總膽固醇值就正常化了，所以我感覺到非常地高興。

第14例 再也不感冒

在冬天裡，我最喜歡到附近山裡的公園運動。我除了慢跑以外，也喜歡打打拳，或者耍刀槍。因為耗費的體力相當地大，總是會流很多的汗。

運動後，內衣就會汗溼得很厲害，照理說，應該換掉內衣才對，但是因為我從事市內快遞的工作，由於時間緊迫，我沒有脫下汗溼的內衣，就那樣去工作，以致時常感冒。

而且，在整個冬季裡，我總會感冒好幾次。

如此反覆感冒之後，到了春天必定會發高燒，而臥病好多天。很可能是冬季疲勞的後遺症吧？

但是在去年的冬天就不一樣了。

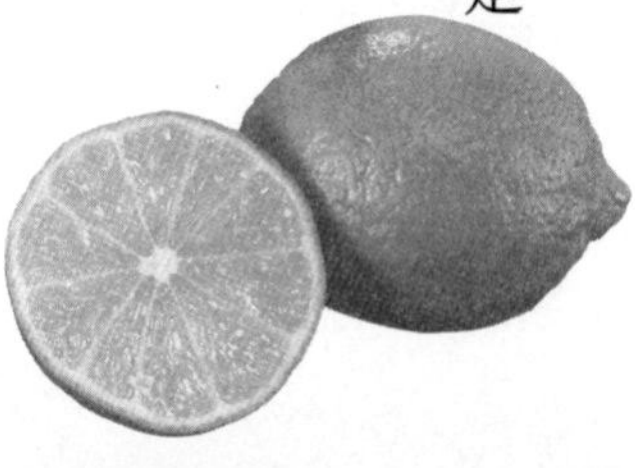

有時縱然會稍微感冒，只是會感到喉嚨有一點的不舒服而已，而且很快地就會恢復健康。到了春天，再也不會發高燒，更不必臥病在床。我不但不會再感冒，甚至往年擺脫不掉的皮膚過敏，今年也不再發生了。

為何我的身體狀況變得如此良好呢？我只能夠想到一件事情，那就是從去年的秋天起，我開始喝檸檬水。

我的母親在往年就時常飲用檸檬水。她時常對我說，只要時常地喝檸檬水就不會感冒，還可以增加身體對疾病的抵抗力。那時，我雖然也想喝一些，但是那種檸檬水太酸，所以我只喝了一小口，終於放棄了。

如今，我又想起母親那時所說，決心要開始喝檸檬水。最叫我感到意外的事情是，喝了檸檬水以後，才一個星期左右，我的排尿變得很順暢。在以前，排尿時總是斷斷續續，不能一口氣排出，如今卻能夠很有勁地把尿排出，同時排尿次數也減少了。

在以前，每天總要排尿六、七次，但是排尿不順暢，老是有一種尿沒有被排完的感覺。

自從喝檸檬水以後，我的排尿次數就減少，每天大約排尿三、四次，每次卻能夠排出很多的尿。而且已沒有殘尿感。

與我一起喝檸檬水的老婆，原本非常地怕冷，到了冬天就算穿上兩雙毛襪子也喊冷，夜晚雖然使用電毯，一雙腳仍然冷得睡不著。

去年的冬天雖然很冷，但是我的老婆再也不喊冷，腳上再也不穿兩雙毛襪子。夜晚她能夠睡得很熟，精神狀態也變好了很多。

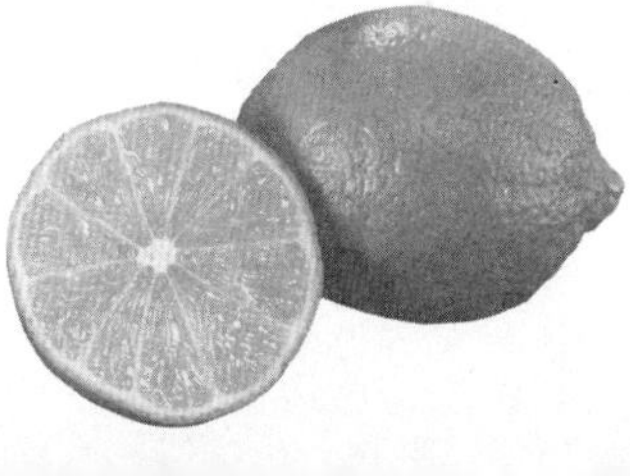

第15例　長期應酬的不健康狀態，獲得改善

距今大約兩年前，我開始喝起檸檬水。在那之前，某次血液檢查的結果，才知道自己的身體狀況已經非常地糟糕。

當時，我感覺到渾身異常地疲倦，不管在肉體或者精神方面已經面臨崩潰的邊緣。

醫師曾經對我說：「如果你想活下去，必須徹底地改變生活方式！」

我的身體之所以變得如此地糟糕，不外是我太過於忙碌，在一星期裡面總有好多天無法正常睡眠。我的身體狀況並不太差，但是仍然敵不過不斷累積的疲勞。

沒有規律的飲食生活、睡眠不足，使我的健康亮起紅燈。經常在半夜做

完工作後，還喝酒到天亮。有時宵夜時間還和同事聚餐吃烤肉，實在荒唐透了。

在健康檢查方面，最嚴重問題的是三九〇mg/dl 膽固醇值，高得太離譜了！其他像中性脂肪也有四二〇mg/dl、尿酸值八・二mg/dl 都高得嚇人！

醫師說，如此持續下去，我必定活不成。

不過，想全盤地改變生活方式，並非很簡單的一件事情，而且我又一向不喜歡服藥。

當時有一位朋友提議我喝檸檬水，服用檸檬水後的一星期，我就感覺到它的確有效果，因為我可以睡得很熟。

在這以前，我雖然渾身感覺到很疲倦，但是仍然不能熟睡。正因為能夠熟睡，翌日醒來時，精神就會變得很飽滿。如此經過一個月以後，疲勞感就完全地消失了。

半年後，再到醫院檢查時，膽固醇值已經下降到一二〇mg/dl，中性脂肪

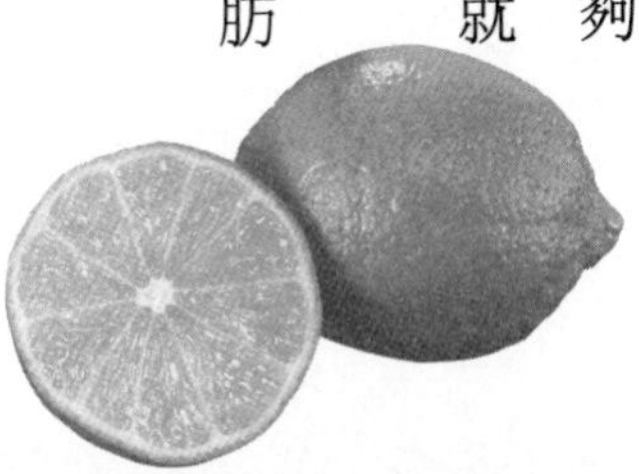

值也下降到一一〇mg/dl，甚至尿酸值也進入五．〇mg/dl。

在這個期間之內，我盡量地減少夜生活，不再暴飲暴食，夜間的睡眠盡量求其充足。

我在喝檸檬水後，體重並沒有什麼改變，但是體力方面感到充沛很多，臉色也變好了不少。

國家圖書館出版品預行編目（CIP）資料

檸檬水，這樣喝最正確 / 李鴻奇著. -- 初版. -- 新北市：世茂, 2015.11

面；　公分. -- (生活健康 ; B400)

ISBN 978-986-92327-2-2（平裝）

1. 水　2. 健康法

411.4　　104020856

生活健康 B400

檸檬水，這樣喝最正確

作　　者／李鴻奇
主　　編／簡玉芬
責任編輯／陳文君
封面設計／鄧宜琨
出 版 者／世茂出版有限公司
負 責 人／簡泰雄
地　　址／（231）新北市新店區民生路 19 號 5 樓
電　　話／（02）2218-3277
傳　　真／（02）2218-3239（訂書專線）
　　　　　（02）2218-7539
劃撥帳號／ 19911841
戶　　名／世茂出版有限公司　單次郵購總金額未滿 500 元（含），請加 50 元掛號費
世茂網站／ www.coolbooks.com.tw
排版製版／辰皓國際出版製作有限公司
印　　刷／世和彩色印刷事業有限公司
初版一刷／ 2015 年 11 月

I S B N ／ 978-986-92327-2-2
定　　價／ 240 元

黏貼處

世茂好書・豐富心靈

世潮精典・智慧同行

電話：(02) 22183277

傳真：(02) 22187539

廣告回函

北區郵政管理局登記證

北台字第 9702 號

免貼郵票

231新北市新店區民生路19號5樓

世茂
世潮 出版有限公司 收
智富

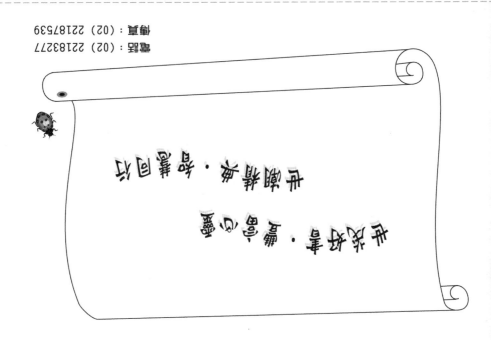

黏貼處

讀者回函卡

感謝您購買本書，為了提供您更好的服務，歡迎填妥以下資料並寄回，
我們將定期寄給您最新書訊、優惠通知及活動消息。當然您也可以E-mail：
service@coolbooks.com.tw，提供我們寶貴的建議。

您的資料（請以正楷填寫清楚）

購買書名：________________

姓名：________ 生日：____年____月____日

性別：□男 □女 E-mail：________________

住址：□□□____縣市____鄉鎮市區____路街
____段____巷____弄____號____樓

聯絡電話：________________

職業：□傳播 □資訊 □商 □工 □軍公教 □學生 □其他：____

學歷：□碩士以上 □大學 □專科 □高中 □國中以下

購買地點：□書店 □網路書店 □便利商店 □量販店 □其他：____

購買此書原因：___ ___ ___ ___ ___ ___（請按優先順序填寫）

1封面設計 2價格 3內容 4親友介紹 5廣告宣傳 6其他：____

本書評價：___ 封面設計 1非常滿意 2滿意 3普通 4應改進
___ 內　　容 1非常滿意 2滿意 3普通 4應改進
___ 編　　輯 1非常滿意 2滿意 3普通 4應改進
___ 校　　對 1非常滿意 2滿意 3普通 4應改進
___ 定　　價 1非常滿意 2滿意 3普通 4應改進

給我們的建議：